中医传薪录
贰

华夏中医拾珍
第二辑

樊正阳 孙洪彪 王家祥 ◎ 主编

中国科学技术出版社
·北京·

图书在版编目（CIP）数据

中医传薪录：华夏中医拾珍. 第二辑 / 樊正阳, 孙洪彪, 王家祥主编. — 北京：中国科学技术出版社, 2017.3（2019.4重印）

ISBN 978-7-5046-7325-1

Ⅰ. ①中… Ⅱ. ①樊… ②孙… ③王… Ⅲ. ①中医临床 - 经验 - 中国 - 现代 Ⅳ. ①R249.7

中国版本图书馆CIP数据核字（2017）第006894号

策划编辑	焦健姿
责任编辑	焦健姿　王久红
装帧设计	长天印艺
责任校对	龚利霞
责任印制	李晓霖

出　版	中国科学技术出版社
发　行	中国科学技术出版社发行部
地　址	北京市海淀区中关村南大街16号
邮　编	100081
发行电话	010-62173865
传　真	010-62173081
网　址	http://www.cspbooks.com.cn

开　本	710mm×1000mm　1/16
字　数	190千字
印　张	14.5
版　次	2017年3月第1版
印　次	2019年4月第2次印刷
印　刷	北京威远印刷有限公司
书　号	ISBN 978-7-5046-7325-1 / R·1998
定　价	29.50元

（凡购买本社图书，如有缺页、倒页、脱页者，本社发行部负责调换）

传中医经典　　承岐黄之术

《中医传薪录——华夏中医拾珍》第二辑
编著者名单

主　　编　　樊正阳　孙洪彪　王家祥

特邀编辑　　王　军　张少雷　董兴辉　王　景

　　　　　　马腾飞　刘　娟　胡天静　郭　全

　　　　　　胡声华　许朝进　蔡　乐　雷雪梅

内容提要

　　本书是《中医传薪录》论坛丛书的第二辑，延续了第一辑原创、实用的创作风格，收录了数十位中医师的家传绝学及临床经验，其中不乏真知灼见。全书从医话、医案、方药、针推四大板块，多层次、多角度地对大家学习中医药的困惑、实用有效的治疗方法做了通俗细致的讲解，内容科学、实用，原创性强，真实朴素，具有较强的指导性。本书是一本值得推荐的中医临床佳作，适合广大中医从业人员、中医爱好者阅读参考。

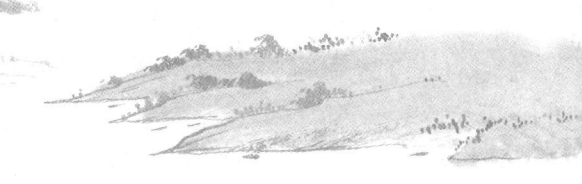

前　言

　　斗转星移，岁月无声。

　　2008年，除了北京的奥运会，天下究竟还发生过哪些大事呢？记忆中已然模糊不清，但是在这一年的四五月间，有四位深爱中医的人一时"冲动"，却真实地促成了岐黄中医论坛（现在的百草居）的诞生。论坛初期的艰辛，非亲历者是难以体会的，即便现在想起，当时的心酸、无助、困惑仿佛还能触及。时光流转，看着现在已经成为访问量第一的纯中医论坛——百草居，我们四位至今还未谋面的人，感悟更多的也许是一种庆幸，庆幸我们坚持着走过来了。能义无反顾地坚持做一件在当时还看不清前景的事情，是需要强大的信念支撑的，那就是当时伟峻提出的一个口号，也就是后来论坛的宗旨：传中医薪火，济天下苍生。回顾这些时，头脑中竟然跳出"伟大"一词，如此自恋的两个字，令我哑然失笑。一路走来，论坛是不可能只靠个人生存到现在的！如果说最初是我们四个人共同播下了一粒种子，那么这粒种子能够逐渐成长为大树，却是倾注了太多同样执着热爱中医的同道们的辛勤汗水。在这里，我对所有默默支持百草居论坛的同道们表达最真诚的敬意：谢谢你们！

　　2010年2月，论坛第一套丛书正式出版，这是论坛发展中的一件大事，也是论坛发展的一个里程碑。丛书的出版，让更多中医从业者和中医爱好者认识了百草居，使其作为中医交流平台的作用得以进一步发挥，各种观点的碰撞，各种临证心得的分享，让一大批更加接近基层临床实际的文章不断在论坛发表。伴随着这种发展，在中国科学技术出版社各位编辑的大力帮助下，《中医传薪录》系列丛书开始出版。基层中

前言

医的临床心得不断问世，为更多喜爱中医的人提供了很实用的读本，也为诸多学验俱丰的中医同仁提供了一个展示各自临证心得和体悟的机会。可以预见，在这种趋势下，这么多优秀的个人著作的传播，必将促进基层中医和中医爱好者间的交流，并将不断提升普通民众对中医的认知，中医同道的经验交流与传承，也必将逐步实现造福苍生的目的。

随着论坛的不断壮大，优秀文章不断积累，个人专著陆续出版的同时，我们也注意到一些问题。个人专著，要有非常充实的内容，并成为一个完整体系，文章达到一定数量后才能汇集成书。论坛中存在着大量的优秀文章，虽然有很高的学习、参考价值，但数量很少，独立成书非常困难。为避免这种遗珠之憾，自2012年年底，论坛管理组内部开始筹划出版合集，就是把这些散在的论坛文章进行采集分类，集合成册，做成系列出版。

初稿提交出版社后，在近几年的时间里，编辑老师们做了大量工作，从文章的甄选、材料的核实，到词句的斟酌、逐字校订，其难度和强度之大可想而知。清样中列出的一些修改指导意见是非常有价值的，不仅大幅提升了本书的质量，也是我们以后在论坛上发表个人观点和编撰论坛丛书时需要注意的重要原则。现列举如下。

1. 丛书系多人合著，兼收不少网络文章。虽经编辑老师们做了大量加工修改工作，以及我们反复校对，仍可能存在一定的疏漏，敬请读者指正。

2. 关于文章主题观点方面，编辑老师的意见也是非常中肯的，值得我们认真思考。看待西医方面，现在两种医学体系并存，互相影响与渗透是不可能避免的，作者要注意避免一些不良风气及门户之见，客观、科学、开放地阐述自己的医学观点。对目前中医政策及教育制度等，观点不要过于偏激，作为学术出版物，作者的学术观点应该客观、准确，避免掺杂过多的个人情绪和对国家政策的质疑。试想，如果没有国家政策对中医药的大力支持，仅凭民间的个人行为，中医药根本不可能与现代医学抗衡。近代中医艰苦的发展历程已然说明了这一点。

在论坛中我们鼓励观点的百家争鸣，只要不违反国家的法律、法规，我们提倡百家争鸣，言论自由。但作为正式出版物，其影响面甚广，读者层次也存在很大差异，为避免对读者造成误导，对于一些观点过于偏激的文章，编辑老师们做了删减。这也提醒了各位作者，并且我们在以后的文章采集工作中也要时刻注意。

3．诸多民间偏方、秘方的疗效，受到作者认识范围的局限，有些难免出现夸大的现象。一些过于绝对、肯定的语气和内容过于单薄的部分已经做了修正，但读者在阅读时还要注意甄别。学术用语也要逐步规范化，文章中引述古籍时一定要查证准确，标注清晰。

4．不可否认，中医存在很多优势，也正是这些不可取代的优势，才让中医不断发展前进。结合现代发展，我们要对中医优势病种有新的认识。一味地抛弃西医之长，也是不明智的，如急性、化脓性阑尾炎继续单一用汤药治疗，简单的外伤出血还用初生老鼠拍死加生石灰捣碎晒干应用，或用生蟾蜍打死灌生石灰晾干应用来制作止血药等。中医是关乎人命的科学，需要与时俱进的包容精神。

正如建立论坛之初，《中医传薪录：华夏中医拾珍（第一辑）》虽然出版了，但其中依然存在一些缺憾与不足，就像一个初生的婴儿，还需要更多喜爱中医、支持中医的朋友们继续大力支持与培养。再次向丛书文章的各位作者、出版社的编辑老师们，以及支持、参与此项工作的同道，表示衷心感谢。希冀本系列丛书，慢慢长大，逐渐完善，为推动中医事业的发展贡献力量。

华夏中医论坛 白术
丙申年初夏写于柳城

目录

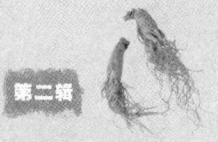

中医传薪录 第二辑
——华夏中医拾珍

医话篇 · 医案篇 · 方药篇 · 针推篇

001　第1讲　医话篇

> 医话乃临证随笔，是中医特有的文章，如医案一样，亦可作为医者行医的真实记录而说教言传，是广博学识必须多读的一类文章。写法或严谨，言辞或随意，体裁或议论，文字或记叙，有理论的深刻探讨，有临证的自我感悟，文字流露从乎心中，读如面谈亲授，焉不细心阅之？

临证得失 …………………………………………（马腾飞）003

升降出入，中医之魂 ……………………………（薛东庆）015

升降出入理论在临证中的运用 …………………（薛东庆）017

也谈"西医治标，中医治本" …………………（郭　全）029

同病异治 …………………………………………（黄　欢）031

人体有个放屁穴 …………………………………（毛振玉）032

一个神奇的穴位 ………………………………（lqs1944）034

抗癌记 ……………………………………………（张庆军）038

读书用药散记 ……………………………………（白　术）046

055　第2讲　医案篇

> 医案，顾名思义乃医者诊疗的记录，写法常严谨有序，文字多确切精练，理法方药贯穿一体。这里多是些常见病的诊治记录，读者可以效法，亦可从中借鉴治病的思路。每案如同美味小菜一碟，汇总即是一桌大餐盛宴，仔细品味，必有所得焉！

悬壶杂记	（唐伟华）057
哮喘病治验两则	（李盼广）089
乳腺增生四案	（李盼广）092
消渴证	（郭永来）096
"白血病"案	（孙明辉）100
子夜寒热案	（石宝宝）101
头痛不能嬉笑案	（翟社锋）102
急性阑尾炎案	（李　华）103
杨华临证医案五则	（杨　华）104
溃疡性结肠炎验案	（张　雷）109
崩漏验案	（王　军）110
烘热汗出（更年期综合征）	（余泽运）111
小儿抽动症	（逸山尚水）113
胃痛案	（吴松涛）115
肠系膜淋巴结肿大二例	（医海之水源于泉）117
经方医案三则	（龚文波）120
水肿案	（高　磊）123
乳蛾发热案	（中医心）125
偏头痛治验	（吴生雄）127

双脚刺痛案 ·· （吴生雄）129

131　第3讲　方药篇

> 方者一定之法，法者不定之方，药物都有各自的治疗作用，是方的最基本单元，故理论无论多美多善，落实到治病愈疾，还得由方与药来完成，故一个好方是体现疗效的基础。方有经方、时方、单方、验方，能治病的都是好方。

自拟黑白治衄汤 ·· （樊正阳）133
杨华经验方四首 ·· （杨　华）135
重剂四逆汤治验一例 ···································· （邯郸居士）140
温脾汤治顽固性咳嗽 ······································· （黄　欢）141
治咳效方——杏苏散 ······································· （刘天翼）142
苓桂术甘汤治咳 ·· （许朝进）144
经典中的"桂枝汤" ·· （吴作智）145
偏方实践录 ··· （董兴辉）155
脉管炎专方——脱疽汤 ····································· （高　磊）164
旋花代赭小柴胡汤加减方 ································ （逸山尚水）166
黄连上清丸与补中益气丸合用 ····························· （shenyvf）167
捻子酒 ··· （黎小裕）169
但见一证便是，不必诸证悉具 ····························· （彭文灿）171
小续命汤治疗顽固性咳嗽 ··································· （许朝进）173
口腔溃疡的"特效药" ···································· （btdoctor）175
说说麻黄那些事 ·· （樊正阳）177
苍术白虎汤加味治疗阳痿一例 ···························· （刘　平）181

叁

183　第4讲　针推篇

> 针灸与推拿合称为针推，是不用药物治病的手段，含刺法、灸法、理伤、正骨等，可效速而逮方药之不及，有方药不可替代的优势，亦可辅助方药而产生疗效，故一个好的临床中医，也当在此多下功夫，以提高临床诊疗水平。此篇所辑录的也是论坛优秀文章，读者可仔细阅读研究。

颈肩痛案两则……………………………………（百世芳）185

从"腰骶下肢酸软案"谈针灸辨治……………（2296）186

心悸尿频案……………………………………（张少雷）188

怪证——吊鼻猴………………………………（高　磊）189

胃病治疗新探——冲脉论治…………………（高　磊）191

手法治疗颈椎病引起的手不举一例…………（彭文灿）193

"气至病所"的理解与手法的选择……………（2296）194

屈指肌腱腱鞘炎针案…………………………（王家祥）197

中风医案………………………………………（云龙海水）198

穴位得气之感悟………………………………（百世芳）200

针刺回乳………………………………………（张针人）202

治疗老年痴呆症特效穴位……………………（毛振玉）203

针药合治女婴腹泻一例………………………（药海浪人）205

华民针案随笔…………………………………（刘　华）207

第1讲 医话篇

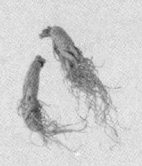

中医传薪录——华夏中医拾珍

医话乃临证随笔,是中医特有的文章,如医案一样,亦可作为医者行医的真实记录而说教言传,是广博学识必须多读的一类文章。写法或严谨,言辞或随意,体裁或议论,文字或记叙,有理论的深刻探讨,有临证的自我感悟,文字流露从乎心中,读如面谈亲授,焉不细心阅之?

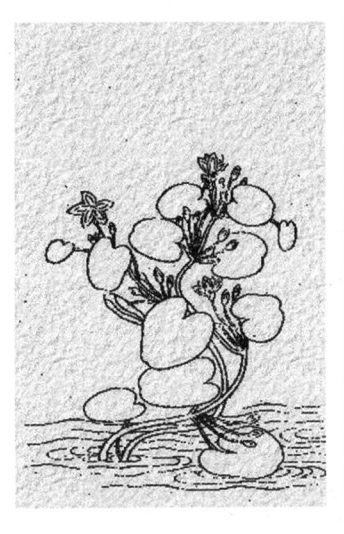

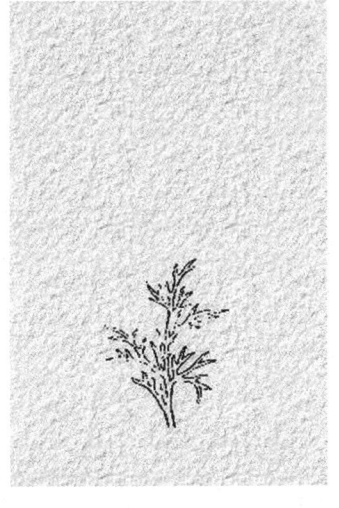

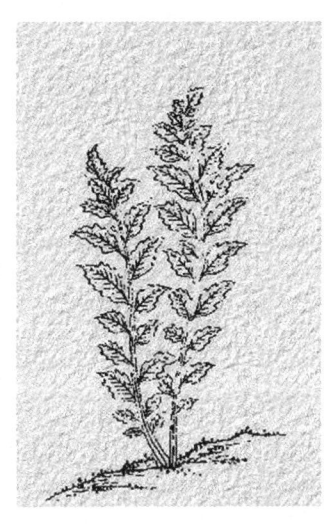

临证得失

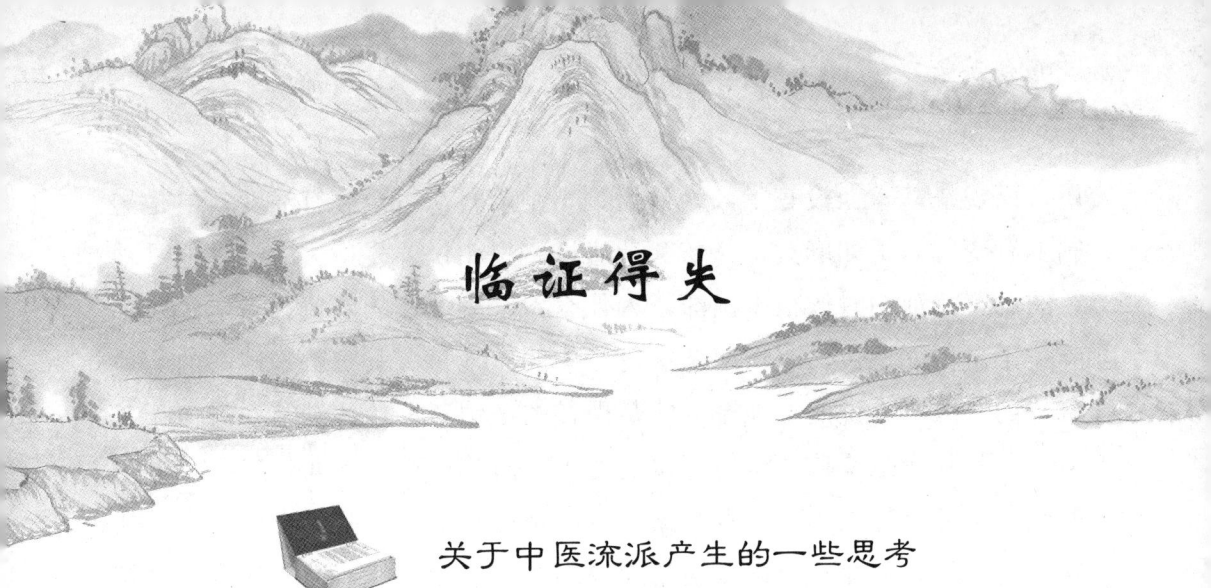

关于中医流派产生的一些思考

其实我觉得中医所谓的流派，并不是某个流派的开山祖师所创造的，而是当时的自然环境、社会环境所创造的。而各流派的开山祖师，也只是顺应自然而已。比如说温病学派，用药多寒凉，这并不是该学派的特点，而是当时自然社会环境的特点，产生的疾病多需要寒凉之物治之。因此，多用寒凉也是理所应当，如果这个时候死读书，只看书本，不看现在的实际情况的话，那么就容易走偏。再如李东垣，他生活在金元时期，那个时候战乱纷飞，百姓食不果腹，他的脾胃学说的建立，也是受当时自然环境、社会环境影响所产生。再如当今的扶阳派，其实我个人来讲附子蛮常用的，但是那只是对证施治，病人需要附子，我当然要用附子，但是我个人觉得如果守着附子不放，就偏执了。毕竟任何事物和疾病，从大角度讲，都有两面性，临证时，不要让惯性思维限制了思路及用药。法为方的纲领，方为法的彰显。而具体到每一味药，用还是不用？剂量上用多少等，也都要有理有据，每一味药都要有着落，不要牵强附会，或者说有臆想的成分，这样用药才能越来越精准，从而直接影响治病的疗效。所以，我觉得在读古人书的时候，为了不片面地掌握，应该结合当时的历史自然环境去读，这样才能在吸取作者书中精华的同时，思维不被限制，不片面。其余药物的学习也是如此，比如说石膏，有的书上说是大寒，有的说小寒，到底是怎么样呢？其实都没错，而是各时期的环境不同罢了。再如一些药材，淡豆豉古时候有催吐作用，而现在基本上没有了，为什么？一是药材从古至今有演变，二是炮制上有变化。再如麻黄，《伤寒杂病论》里头说要先煎去上沫，但是现在的麻黄，煎的时候很少出沫。为什么？因为现在的麻黄大多已经是陈麻黄了。再如地黄，《伤寒杂病论》中的生地黄，其实就是现在的鲜地黄，而古医书中说的干地黄，才是现在的生地黄。这些细节，看似无关紧要，实际上是要搞清楚的，搞清楚了，对临证用药治病，包括对方剂的理解，都有好处。而古今大家无一不是博览群书，叶天士没读过《伤寒》吗？怎么可能，应该说是精通《伤寒杂病论》的，但是临床上直接用的不多，活用的倒不少（只要是用的，都十分精彩，可见水平之高，具体可以看其相关医案）为什么直接用的不多，而往往是变通着用？其实个人觉得原因之一在于"环境"二字，这个环境有自然环境，还包括人体内部的环境，中医的天人合一，真的不是随便说说的啊！

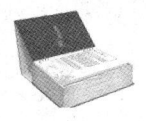

关于西医研究中药的感受

现代科学很发达，西方医学广泛地把物理生化等现代科学用于自身。因此，也称之为现代医学。而作为西医来讲，对于中医的取效，却一直搞不清楚。但是，在如今西医治疗手段匮乏的年代，却又想另辟蹊径。因此，就把目光放在了对中药的研究上。西医不知道中药能取效的关键在于中药背后内在的中医思维。如果说人体就是一本书，那可以说中医对人体生理的认识，几千年来形成了一种特有的思维和语言。没有这种语言，就无法从中医学的角度去阅读"人体"这本书，也就理解不了后续的根据中医语言阅读人体后的实际情况而定的理法从而出的方药。因此，西医研究中药，就只能放在最末端"药"上面了。因为不懂中医语言，所以他们还是用西医的语言来研究。我家人有的是西医，前几天在一起讨论西医研究中药的问题，我就给她举了一个很简单的例子，就是珍珠母、瓦楞子、石决明，这三味药如果西医化验的话主要成分都是碳酸钙，但是放在中医来说，一个是蚌壳，一个是蚶壳，一个是鲍鱼壳，功效都不相同，最多近似。再如板蓝根、大青叶、鱼腥草等，从西医研究角度讲，能消炎抗菌，而现代社会百姓一直接触的都是西医的普及教育。因此，会出现一些弊端，比如拿板蓝根来预防感冒，天天喝，脾胃不好的加重，外感在太阳表证的时候，喝这个不仅没用，而且从某种意义上讲，是一种误治。而且感冒从西医说简单，但是从中医说，是很复杂的，如果一个中医大夫，来10个不同情况的感冒发热病人，都能根据实际情况，灵活遣方用药在较短时间内治好，那功底是很深厚的。再如现在流行的所谓的抗癌药，首先中医历代无癌症这个病名，但是这几千年来，就没有癌症吗？当然有，只是古医书中不这么叫罢了，几千年的积淀，先辈们是有一套完备的治法的，从疗效上讲，也是高于现代医学的。再有所谓的癌症，本身就是一个整体病，而不是局部病，虽然从西医看发病的部位是局部的，但是如果仅仅把着眼点放在那个局部，结果是人先亡还是病先灭就不好说了。所以说，个人觉得拿西医的方法研究中药是不怎么靠谱的。

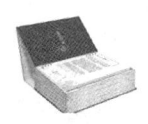

关于升降出入的一些体会

《六微旨大论》有云："出入废，则神机化灭，升降息，则气立孤危，故非出入，则无以生长壮老已，非升降，则无以生长化收藏，是以，升降出入，无器不有。"仔细体会体会对临床会很有帮助。《黄帝内经》是中医的祖，真是一点不假的。首先这个"器"指的是有形的物质。比如说，人、动物等，结合上头的条文看，就是说，我们人或者动物，都存在着气血的升降出入的过程，也可以理解为生化，就好像一个机器的运转，有上有下，有左有右，有进有出，这些都正常的话，人体就健康。如果出问题了，人这个精密的机器，也就会出问题。如果出入废了，升降息了，那人这个机器也就报废了。再有，说的就是人体内部各个零件之间也有升降出入的，正因为这些零件有升降出入，才会让人体这个大机器正常运转。反过来讲，从这个角度入手，就能解决身体的一些问题，让身体这个机器运转正常。比如说胃这个零件，是降的，脾是升的，肝是升的，胆是降的等。胆胃不降，肝脾不升，几乎囊括了所有胃部不适，如半夏泻心汤等几个方剂。最近治疗了几个胃病患者都是用半夏泻心汤做的加减，很简单，加点旋覆花、海螵蛸——降；加点柴胡——升。基本方大概就这样，再看半夏泻心汤的配伍，非常有水平，人参、黄连、干姜，也用得很好，也是寒热并用的方子了。实际临床中，病不会照着书本上说的来的，虚实夹杂，寒热并见的情况其实挺多的。如果从升降的角度看的话，很多方剂都可以看到升降的影子。比如说旋覆花汤吧，是《金匮要略》里的方子，条文说的是治疗肝着的，但是看他用的方子的配伍，三分之二是降肺气的，剩下的是升肝气的，肺气降了，肝气才能更好地升。这些源于哪里——还是《黄帝内经》。但是这个方子是谁写出来传世的？是张仲景。有些人说张仲景《伤寒杂病论》和《黄帝内经》没关系，个人并不赞同。《黄帝内经》不深入学，《伤寒杂病论》的威力也发挥不出来几成。怎么说呢，就好像你要去找你朋友，他在外地，好了，接下来一步步地来，阴阳是大方向，确定方向了，之后看怎么走，八纲就是道路，找到路了，就走，之后该找他是哪个小区的，几单元几户了，这个就是所谓的方证了，这个时候对于方证的理解运用，其实更多的是靠脏腑经络学说来定位的。比如说，你说阳明病很常见的鼻子干，脸红，目赤，太阳病头项强，少阳口苦，目眩等，都和脏腑经络有密切联系。阳明经走向哪儿，和谁表里，太阳经走哪儿，口苦为什么，苦是哪儿来的？目眩为什么能列到少阳提纲，实则阳明，虚则太阴，为什么？脾胃是什么，脏与腑，相表里。再看看《黄帝内经》病机十九条等，对加深《伤寒论》的理解很有帮助。再看白虎加人参汤，为什么加人参？这个方剂本身就暗含着阴阳互根互生的道理啊！为什么整部《伤寒论》特别强调保护津液，而很多相关条文都是在说津液伤后的各种治疗方法，其实说白了，还在《黄帝内经》"天地阴阳合而后雨，人身亦阴阳合而后汗"。出汗，会同时耗损阴阳的，只有火或者只有水，不可能会产生水蒸气的。后世的黄元御的学说也好，彭子益的学说也罢，其实说白了都是在说升降出入罢了。个人觉得过度解释的反而搞复杂了，其实《黄帝内经》早就有了，张仲景对这个的运用也相当的精湛的。《伤寒论》结合着《黄帝内经》一起看对临床有很大的帮助的，以上浅见，欢迎指正。

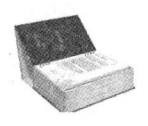

关于火郁证和寒极似热、热极似寒的体会

"火郁发之"，出自《素问·六元正纪大论》，其实不少人解释了好多，但是对其真正的含义还不是真的了解。我觉得其实就看"火""郁"两个字就明白了，有火，怎么办？清火。有郁，怎么办？疏导。如果单单清火而不去疏导就容易冰包火，火就更不容易出来，就会造成内热外寒，火不外走，反而更往里走了。我一位朋友，去年考研，也许是太累了，身体不舒服，鼻子流血，大便燥结，但是他自己就说了，感觉是外热内冷，有热就吃清热的药，结果热没有下去，反而感觉冷，时冷时热的，余就以清热加疏导气机为大法治好了他，这是对于"火郁发之"的一些体会。

再说说"寒极似热，热极似寒"，出自《素问·阴阳应象大论》。其实火郁证里面有些情况就是如此，比如阳郁不能达表，这种情况外在会表现怕冷，但是这个时候如果用温热的药使劲儿上的话就会很危险。再有生活中的体验，就是洗澡，淋浴水很热，从头上冲下来，当接触到身体的时候我的感觉是冷的，打冷颤，这不就是热极似寒吗？

具体到临证中怎么去判断呢？还是要舌、脉、证综合看，以及观察患者、询问患者，比如《伤寒杂病论》中的真热假寒、真寒假热，"病人身大热，反欲得衣者，热在皮肤，寒在骨髓也，身大寒，反不欲近衣者，寒在皮肤，热在骨髓也"综观这条文字，注意看几个字，"皮肤，骨髓"，这两者是相对而言的，皮肤深还是骨髓深？很明白了，这个代表的是深浅，再看条文，热在皮肤，寒在骨髓的时候，是真热还是真寒，寒在皮肤，热在骨髓，是真寒还是真热。条文告诉你了，前者是真寒，后者是真热，也就是骨髓真热则真热，骨髓真寒则真寒，这里的骨髓刚说了，代表"里"，是"里"的代名词，也就是说里面是根本，外面是假象。这里能否领悟到，中医的辨证、识证，在质不看象，质是不变的，象是会变的，或者说不是惟一的。有人会问了，有没有热在皮肤也热在骨髓呀？翻译过来的意思就是有没有外面热，里面也热的情况呀，当然有，这个就是真热，没有假象迷惑，因为里面是热的，外面不管是热是寒，本质说，这都是热。

　　接着说说怎么判断，首先还是看条文，看几个字："反欲，反不欲"，这里说出了病人的喜恶。同时，医生嘴巴也别闲着，要主动问，总结来说，就是一句话：遇到真假寒热要判断的时候，要重视观察病人的喜恶，这就能直接反映出本质。另外，还有一种判断方法，就是中医的触诊，刚才上头说了，这里的皮肤和骨髓，就是浅深的代名词，这里可以用手直接接触患者皮肤。摸，也就是接触，如果感觉越来越烫手，是真热，感觉慢慢的凉了，冰手，则是真寒。这个方法结合着刚才说的望诊、问诊，配合着来，几乎不会失误。注意触诊的时候，摸上去后停留一会儿，再感觉是凉是热，越来越热是真热，越来越凉是真寒，就是要观察、询问、动手三者结合。之后再说说临床中的一些见闻吧，先说真寒假热，这在临床中，一般多见于少阴病，举个简单的例子，病在少阴的时候，有些时候会出现烦躁，表面乍一看是热的，但是实际是寒，有可能是寒盛的格阳证，正治看程度一般用白通加猪胆汁汤或者四逆之辈加减。这里顺带提一下大青龙汤，这个方剂的点在哪里，简单讲，发热、恶寒、无汗，最后是烦躁，而少阴有时候也能出现烦躁，严重的还会上面吐，下头利，可以参看第296条，如果少阴烦躁误用大青龙，想想吧，不说了，后果很严重。这里只是从宏观的角度去说一说，《伤寒论》中很多方子对应的症状乍一看很相似，而你想运用自如，需多在细微处下功夫，难点不在辨证，而在识证，再有就是真热假寒，这个有时候会在阳明病中见到，而这条的理论依据呢，其实就是"寒极似热，热极似寒"了。

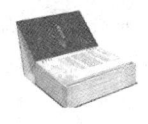

关于"凡阴阳之要，阳密乃固"和"阴平阳秘，精神乃治"的近现代史的写照

其实我是觉得中医不仅是医学，更是哲学，里面的一些道理相当的深奥。结合近代史来说，从1840年鸦片战争到新中国成立再到改革开放等。我们的国家就是个病人。这一百多年来的各种的斗争改革等都是药方，从高危转向平稳，再转向康复，再恢复体力，中间又吃坏肚子，之后又吸取教训，一点点身体结实起来，其实阴，就是政治、体质、领导等。阳就是军事，两者缺一不可。

"精神乃治"反映到国家就是国家昌盛！也是很偶然地想到了这里，之后觉得有意思，就分析了以前好多历史事件等，发现都可以在中医里找到对应的东西，才更加理解了"不为良相，便为良医"的意思。

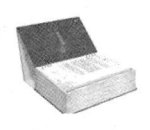

关于中成药运用的一些问题

我的一些朋友虽然相信中医，但是不爱吃汤药，觉得不好喝。因此，经常就会问到有没有什么合适的成药可以服用啊？所以，平时我就留意摸索过几种现成的中成药怎么样用更合适，更能发挥作用。这里要说一点，有些同道朋友觉得中医治病还得用汤药，成药不好。这里我想说，中医自古以来就有汤、散、丸、膏等多种剂型，每一种都有其适合用的时候，咱们看问题要看整体。再有就是，不是所有的中成药都不好，当然有很垃圾的。我平时用得比较顺手的有小柴胡颗粒、清热解毒

口服液、附子理中丸、生脉饮、银翘解毒丸、逍遥丸、气滞胃痛颗粒、防风通圣散、大山楂丸、连花清瘟胶囊等。

这些药我最初的感觉也觉得都是死的，不如汤剂灵活，但是后来慢慢觉得这些成药用起来是可以变通的，也是可以灵活的。关键是医生本身的思维要灵活一些，辨证一定要准确，这样的话用了效果也会很不错的。变通的方法也很多，这个有时候得靠灵感，我个人觉得中医治病的价值不在方子，而在成方之前的思路。就说我自己吧，有时候治病开出来的方子平淡无奇，有时候药味也非常少，看起来简单，但是有时候往往开出这个方子的过程却需要一定时间。因此，我常跟朋友说，中医治病是脑力劳动。

再有用这些成药治病，里面的说明书只是个参考，实际用的时候要用中医思维指导辨证用药。就说小柴胡颗粒吧，一般情况下只要辨证是少阳证，就能用，效果不错，但是如果有小便不利、心悸、腹痛、两胁胀痛不适、咳嗽等情况出现，实际上就需要变通加减了，这个时候单单用固定的成药小柴胡颗粒，虽然有少阳证，但是效果可能也不会特别好。再如清热解毒口服液，一般可以用于阳明热证在气分的，有点类似白虎汤的效果。但是还是可以变通，如果确定是阳明气分有热，其实可以直接吃适量西瓜，再蒸点白豆腐，效果也不逊于白虎汤本身。附子理中丸对于中焦虚寒导致的很多症状都可以用，比如说患者肩膀不适，有肩周炎，一般多是大肠经、三焦经还有小肠经的问题，如果问题在小肠经的话，就说明内有寒饮，这种病人肩膀不适的治疗，非祛风解表药可以治好，必须温里才行，刚开始可以用苓桂术甘汤等方剂加减，等病去七八分了，就可以用附子理中丸小剂量常服一段时间，基本上都能除根。这种体质的病人还容易得寒喘，肺内容易停饮，射干麻黄汤、小青龙汤加减都可以考虑，后续可以用附子理中丸收尾，如果虚寒泄泻，当然也可以用，如果是腰痛，有时候也能用得到，再有就是嗜睡，等等还有很多，不一一列举。银翘解毒丸温病初起时也可以用。效果也不错。

逍遥丸用途就更加广泛了，男女老少都有用到的可能，特别是妇科的诸多不适，都可以用此方作底方来灵活加减治疗，病情不重的，可以直接服用丸剂。现代人情志病很多，也可以用此方加减。南阳有位中医老前辈赵清理先生，晚年就善用逍遥丸加减，应对诸多病症，其实也是从根源上掌握了此方，同时学验俱丰，化繁为简了，值得学习。再如生脉饮，夏天对应心，出汗多，而汗为心之液，平时就可以适当地服用一些，能缓解夏季出汗多后导致心脏不适，以及身体疲倦。同时，有时候还可以用来回阳急救，虽不如四逆散、参附汤，但轻一点的情况也能解决。再如气滞胃痛颗粒，其实就是四逆散为底方的一个加减方，临床上也很好用，虽然说是治疗胃痛，但是只要符合方子对应病机的情况，都能用，上周还用此药治好了一女性阴吹，也用来治疗过胁肋痛，以及腋窝痛（肝的留邪处）。接着是防风通圣散，其实就是太阳、阳明俱病，表里双解剂，这个临床中也常会遇到。大山楂丸用于食积，个人平时用的时候主要是先其时，起到一个预防治未病的作用，如果今天晚上吃多了，就可以吃一颗，帮助消化，防止食积。但本身消导之品耗气，不要没事就吃。至于连花清瘟胶囊，其实就是麻杏石甘汤作底方的一个加味，寒包火的咳嗽用起来效果很好。温病初起内有伏热、外有表邪，用起来个人体会比银翘散和桑菊饮等方子效果要好很多。

治病要抓根源，对于根源派生出来的各种象，一般不用过多理会，根一切除，枝条等等也就一并拿下了。至于说怎么治病找根源，我个人的体会是要有理论基础，同时要有实践经验，还有很重要一点，我觉得就是那么一点灵感。

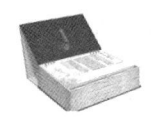

关于中药毒性及炮制的思考

其实对于药物而言，作用越猛，毒性越大，或者说偏性越大，其实中医治病就是在用药物的偏性来矫正人体的偏性。如果"南辕北辙"了，用的还是偏性很大的药物，那么势必会造成中毒，药物的毒性就是药物的偏性，有记载的常见的有毒的药物就不说了，一些没有毒的药物，如果用得不合适的话也完全是有毒性的。所谓的毒性是什么？通俗点来讲就是吃过后有不良反应，其严重程度的不同，毒性的大小也不同，其实西医所谓的变态反应，那是说得好听的，说白了就是中毒。言归正传，比如说一些脾胃虚寒的患者，用了一些常用的"无毒"的清热药，药物本身记载的是没有毒性的，但是如果这个患者用了呢？肯定会对身体造成伤害，如果量过大，也会有生命危险的，所以才说：一，药物的毒性就是偏性，偏性越大（比如说附子、大黄）毒性越大。二，所谓的毒性是相对的，用错了，很多"良民"药也能杀人，用对了，很多"刁民"药也能救人。所以才有了"是药三分毒""三分治，七分养"之说。所以，我认为说药物的毒性还得结合具体的病人，结合辨证，正所谓有病挡着，无病人受之。因此，不能见到有毒的药物就惧怕它，不敢用，殊不知，一些情况非他们不可治也。也不能滥用，其实总结来说就四个字，对证就好。还有药物的炮制确实能矫正药物的一些性质，从而更好地为患者服务，一些方法还是非常有必要掌握的。我觉得药物的炮制也是和中医的阴阳五行密切相连的，药有四气五味，整体来讲也就是阴阳两大类。一些炮制的手段，比如说炒、煅、炮、飞、焙、煮、洗、漂等方法也不离水火，或水，或火，或水火结合，而水火是什么，阴阳之征兆也。而现在中药材的炮制，确实存在不少的问题，一是造假手段五花八门，说起来能讲很多，不具体讲了；二是炮制省略步骤，图省事，但是结果是影响药效啊！比如现在的厚朴，我每次都得买回来自己再用生姜制一下；再比如白术，现在已经很少能买到正宗的灶心土炒白术了，这个一般也得自己找材料加工；再如熟地黄，九蒸九晒的现在不好找；再如该用盐浸的省掉，该用醋炒的省掉，等等。怎么样规范药材炮制，让患者用上严格炮制的道地药材，值得关注和思考。

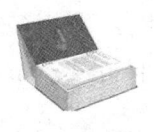

关于纯中医

在我的概念里不是纯中医就不算是真正的中医（一家之言，可能有失偏颇），但是也许有人会说近代的张锡纯不是中西医结合嘛！其实，张锡纯对于西药的研究，就是按照中医的思维去分析的，其根源是中医，用中医的思维去套西药的作用（具体看《医学衷中参西录》）而不像现在的所谓中西医结合，纯粹是在用西医的思维去套中医，常出现的情况是某中药能抗病毒，某中药能抗转移等。其实和张锡纯的中西医结合是完全两码事，南辕北辙也。再有就是对纯中医的定位，我个人的看法是根源上的思维方式是中医的思维，是纯中医的最基本的条件。

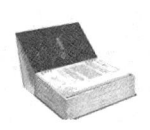

孩子真可怜

一位朋友的孩子身体不好，我一直说帮忙调理，但是由于各种原因，一直没调理。孩子刚出生不久因为一次小病去医院，不知道遇到哪位庸医了，清热解毒攻下的药物猛用，孩子还不到一岁啊，其实说到这里即便不看见这个孩子也能推断出这个孩子过几年会成个什么样子了，大概是面黄肌瘦，便秘，大便干燥，晚上睡觉手足心热，脾气不好，吃饭不好，个子不高，且容易积食而导致发热，嗓子发炎等情况。结果一跟这位妈妈说，果不其然，全中！为什么呢？祸根就在于孩子小的时候吃清热攻下的药物，把中气伤得不像样子了，而脾主肉，可想而知这孩子当然不会长胖。脾胃运化，生成水谷精微物质，上输于肺，肺在"下雨"施雨到下头去（具体见《黄帝内经》）。脾胃一伤，运化没劲儿了，体内津液自然不足，久而久之，体内干枯，变成瘦小的阴虚体质，手足心热，烦躁不安，大便干燥（肠道水分少）都是其表现。而脾在五色属黄，脾病则面色之中的五色就不调和了，而是呈现出黄色。因此，老一辈人们才用面黄肌瘦形容脾胃不好的人。而脾胃运化不足，则很容易形成积食，同时大肠又干枯，大便也不容易下来。因此，很容易阳明胃家实而发热。咽喉属肺，肺和大肠相表里，大肠有宿便不下，这个热就会传入肺经而上于咽喉部从而嗓子痛，类似的有西医讲的扁桃体发炎。这个时候很常见的一种情况就是大便如果能下来了，嗓子立马就会感到不痛了，只要是这种情况的，其实是可以逐渐调理过来的，只不过条件不允许，家长都太忙，无奈小孩子才上幼儿园，希望忙过去这段时间后能够帮忙治疗一下吧。

现在医院有个别的儿科大夫，我觉得真是和杀人没太多区别了，利欲熏心心渐黑，开的药贵不说，还越吃越坏事，反正短时间内吃不死，反正都是按着标准走的，出了事情有这些用药标准保护着自己呢，自己又没有用超量，怕什么呢？现在的小孩子真是可怜。

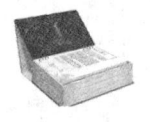

关于阴阳平衡

中药有各种药性，人体有体质差异，这些都可以称为偏性。药有偏性，人体也有偏性。中医治病就是以偏治偏。用对了，正好药物的偏性和人体的偏性抵消，人体内部平衡，则健康。用错了加重人体的某种偏性，有害就是两边。一边是1，一边是2，不平衡。怎么样平衡？多的那边加一个药性是-1的药，好了。左边还是1，右边变成2+（-1）=1。左右一致，病好了。如果多的那边用了1，正1。那么就变成一边是1，一边是3了，加重病情了。如果多的一边用了100，完了！平衡彻底打乱，也就是所谓的独阴不生，孤阳不长，非常危险了。一边是1，另一边是102了。实际治病中当然没有这么简单，但是这个从整体大方向说，药物没有好坏，关键在于用的人会不会用，良医用药也并不是有什么秘药，其实大多也还都是些常用的药材，关键是用药背后的思维及功力！

[马腾飞（苍穹jiff）]

升降出入，中医之魂

临床诊治疾病，注重中医气机升降出入理论，升降出入为临床辨证施治、遣方用药之准绳。升降出入正常，是一个人健康的基本条件，一旦失常，则百病丛生。从升降出入四字入手，加上寒热，虚实，证情将尽收眼底。

升降出入是机体活动的基本表现形式：一是脏腑活动的基本形式；（具体阐述略）二是经络活动的基本形式；三是气血运行的基本形式；四是病理的基本表现形式。

导致升降出入失常的原因：外感六淫、内伤七情、饮食、劳倦、疠气等。

气机升降出入的病理表现形式：升降不及、太过、不调与反作。

病的性质与升降出入的关系：①外感之病，其位在表，病情轻浅，以出入主其外；（病情轻浅）②内伤之病，多归于升降，其位在里，以升降主里。（病情深重）

虚实与升降的规律：升不及，降太过多为虚证；升太多，降不及，多属实证；升降反作多为虚实错杂证。

升降出入理论与六经辨证的关系：六经辨证是八纲辨证的具体化，讲述的是病从外到里的变化过程。大致来说，三阳为表证，三阴为里证，三阳分太阳、少阳、阳明，三阴分少阴、太阴、厥阴。三阴三阳在临证的表现，本人推崇俞根初（《重订通俗伤寒论》）的总结：三阳实热，总清阳明，三阴虚寒，总理太阴。注重脾胃的关系，先人所谓，"得谷者昌，失谷者亡。"《伤寒杂病论》原为一书，后世分为《伤寒论》与《金匮要略》二部。欲得其全貌，当二部合一。本人认为《伤寒论》前半部讲出入为多，盖出入主其外。《金匮要略》讲升降为多，盖升降主里。

升降出入理论与卫气营血，三焦辨证的关系：叶天士治温热病，创营卫气血辨证，吴鞠通治湿温病，创三焦辨证，实则都是从证候的变化来阐述疾病的变化。卫气营血辨证，主要从"出入"进行辨证，与三阴三阳辨证是一致的，只是用的方法不同。三焦辨证，主要是从"升降"着手，用于湿温辨证。赵绍琴先生著《温病纵横》，其"纵横"二字，实得道之谓。纵，实言出入；横，实言升降。刘绍武先生著《三部六病》主要抓住表里寒热，实则言出入也。上二者，皆得道之著也。

综上所述，后世的温热病的辨证也脱离不开升降出入四字。

《黄帝内经》中有关升降出入理论的治则：《素问·通评虚实论》云："邪气盛则实，精气夺则虚。"邪盛者，当以祛邪为主，或透邪于表，或泻热于前后二阴，病邪去，则升降复常。精气虚者，当以补为主，在上、在表者，宜固其气；在下、在里者，宜固其精。气虚者，宜补其上；精虚者，宜补其下。补上欲其缓，补下欲其急，调气以和血，调血以和气，寒者温之，热者清之。在上者，抑而降之；下陷者，升而举之；散于外者，敛而固之；结于内者，疏而散之。当升而不可过，升之太过，气虚失固，气耗欲脱，气逆反越；补而不可壅，补之太过，气机阻塞，血脉凝滞，气血失畅；当散不可过散，过散则表气疏，而上气亦不能下济；当降不能降之太过，过于降则气陷；耗散者，不可收敛太过，敛之太过，则血气郁滞等；上实者忌升，下虚者忌降（摘自李文瑞先生）。

上述要言不繁，就是采用适宜的方法，使失常的升降出入，复归自然。

[薛东庆]

升降出入理论在临证中的运用

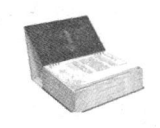

升降出入理论在肺系疾病中的运用

肺主气，司呼吸。升降出入失常则肺病作，治肺关键是调理气机升降平衡。

肺主宣发和肃降，一升一降，一阴一阳谓之道。

应宣中有降，降中有宣，最终达到升降平衡。

经文举例：

1. 师曰：息摇肩者，心中坚，息引胸中，上气者咳，息张口短气者，肺痿唾沫。

支饮不得息，葶苈大枣泻肺汤主之（方见肺痈篇中）。

肺痈，喘不得卧，葶苈大枣泻肺汤主之。

葶苈大枣泻肺汤方：葶苈（熬令黄色，捣丸如弹子大）大枣十二枚。先以水三升，煮枣取二升，去枣，内葶苈，煮取一升，顿服。

2. 肺痿吐涎沫而不咳者，其人不渴，必遗尿，小便数，所以然者，以上虚不能制下故也。此为肺中冷，必眩，多涎唾，甘草干姜汤以温之。若服汤已渴者，属消渴。

咳而脉浮者，厚朴麻黄汤主之。

厚朴麻黄汤方：厚朴五两，麻黄四两，石膏如鸡子大，杏仁半升，半夏半升，干姜二两，细辛二两，小麦一升，五味子半升。上九味，以水一斗二升，先煮小麦熟，去滓，内诸药，煮取三升，温服一升，日三服。

脉沉者，泽漆汤主之。

泽漆汤方：半夏半升，紫参五两（一作紫菀），泽漆三斤（以东流水五斗，煮取一斗五升），生姜五两，白前五两，甘草、黄芩、人参、桂枝各三两。上九味，㕮咀，内泽漆汁中，煮取五升，温服五合，至夜尽。

3. 火逆上气，咽喉不利，止逆下气者，麦门冬汤主之。

麦门冬汤方：麦门冬七升，半夏一升，人参三两，甘草二两，粳米三合，大枣十二枚。上六味，以水一斗二升，煮取六升，温服一升，日三夜一服。

4. 肾着之病，其人身体重，腰中冷，如坐水中，形如水状，反不渴，小便自利，饮食如故，病属下焦，身劳汗出，衣（一作表）里冷湿，久久得之，腰以下冷痛，腹重如带五千钱，甘姜苓术汤主之。

甘草干姜茯苓白术汤方：甘草二两，白术二两，干姜四两，茯苓四两。上四味，以水五升，煮取三升，分温三服，腰中即温。

肾死藏，浮之坚，按之乱如转丸，益下入尺中者，死。

5. 问曰：三焦竭部，上焦竭，善噫，何谓也？师曰：上焦受中焦气未和，不能消谷，故能噫耳；下焦竭，即遗溺失便，其气不和，不能自禁制，不须治，久则愈。

问曰：热在上焦者，因咳为肺痿。

肺痿之病何从得之？师曰：或从汗出，或从呕吐，或从消渴，小便利数，或从便难，又被快药下利，重亡津液，故得之。曰：寸口脉数，其人咳，目中反有浊唾涎沫者何？

师曰：为肺痿之病。若口中辟辟燥，咳即胸中隐隐痛，脉反滑数，此为肺痈，咳唾脓血。脉数虚者为肺痿，数实者为肺痈。

问曰：病咳逆，脉之，何以知此为肺痈？当有脓血，吐之则死，其脉何类？师曰：寸口脉微而数，微则为风，数则为热；微则汗出，数则恶寒。风中于卫，呼气不入；热过于荣，吸而不出。风伤皮毛，热伤血脉。风舍于肺，其人则咳，口干喘满，咽燥不渴，时唾浊沫，时时振寒。热之所过，血为之凝滞，蓄结痈脓，吐如米粥。始萌可救，脓成则死。

上气，面浮肿，肩息，其脉浮大，不治。又加利，尤甚。

上气，喘而躁者，属肺胀，欲作风水，发汗则愈。

案一 秦悬饮踞于胁下，疼痛，呕吐清水。用仲景法。

> 处方：芫花、甘遂、大戟、吴茱萸、白芥子各二钱。将河水两大碗，入上药五味，煎至浓汁一碗，去渣，然后入大枣五十枚，煮烂，俟干。每朝食大枣五枚。

渊按：此五饮之一，乃实证也。用之得当，其效如神。

案二 强中气不足，湿化为痰，气逆不降，喘息不安，夜重于昼。脉象弦滑，滑主痰饮，痰饮属阴，故病甚于夜也。拟降气化痰，兼扶中气。

> 处方：半夏、紫苏子、陈皮、茯苓、前胡、旋覆花、神曲、竹茹、雪羹、枇杷叶。

盖夫邪之所凑，其气必虚，留而不去，其病则实。留饮久踞不去，亦由中气之虚。欲逐其饮，先补其中。丹溪云：补完胃气而后下之为当。兹议先补中气一法。六君子汤去甘草，加干姜。

又甘遂半夏汤，用甘遂五分。又照前方用甘遂七分。又照前方用甘遂一钱。

虽大便仍未泻，而腹中已觉甚安，即停。药三日。

案三 许音哑喘咳，痰声咯。风痰袭肺，肺胀夹惊险候。

> 处方：麻黄、杏仁、射干、桔梗、桑白皮、菖蒲、枳壳、前胡、白前、紫菀、白萝卜汁（冲服）。

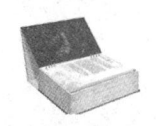

升降出入理论在脾胃疾病中的运用

脾胃同居中焦，通达上下，实为升降运动的枢纽。脾主升清，胃主沉降，是维持人体生理功能的重要组成部分。故本人认为脾胃为升降之中枢。脾主升，胃主降。脾气宜健运为用，胃气宜下行为宜。

经文举例：

1. 干呕，吐逆，吐涎沫，半夏干姜散主之。

半夏干姜散方：半夏、干姜各等份。上二味，杵为散，取方寸匕，浆水一升半，煎取七合，顿服之。

2. 干呕，哕，若手足厥者，橘皮汤主之。

橘皮汤方：橘皮四两，生姜半斤。上二味，以水七升，煮取三升，温服一升，下咽即愈。

3. 哕逆者，橘皮竹茹汤主之。

橘皮竹茹汤方：橘皮二升，竹茹二升，大枣三十枚，生姜半斤，甘草五两，人参一两。上六味，以水一斗，煮取三升，温服一升，日三服。

4. 妊娠呕吐不止，干姜人参半夏丸主之。

干姜人参半夏丸方：干姜一两，人参一两，半夏二两。上三味，末之，以生姜汁糊为丸，如梧子大，饮服十九，日三服。

5. 病人胸中似喘不喘，似呕不呕，似哕不哕，彻心中愦愦然无奈者，生姜半夏汤主之。

生姜半夏汤方：半夏半升，生姜汁一升。上二味，以水三升，煮半夏，取二升，内生姜汁，煮取一升半，小冷，分四服，日三夜一服。止，停后服。

6. 水谷入胃，消于脾阳。水之消化，较难于谷。缘脾土磨化。全赖于火，火为土母，火旺土燥，力能克水，脾阳蒸动，水谷精华，化为雾气，游溢而上，归于肺家，肺金清肃，雾气降洒，化而为水，如釜水沸腾，气蒸为雾也。

气化之水，有精有粗，精者入于脏腑而为津液，粗者入于膀胱而为溲溺。溲溺通利，胃无停水，糟粕后传，是以便干。

《灵枢·营卫生会》：上焦如雾，中焦如沤，下焦如渎。气水变化于中焦，沤者，气水方化，而未盛也。及其已化，则气腾而上，盛于胸膈，故如雾露。水流而下，盛于膀胱，故如川渎。川渎之决，由于三焦；三焦者，决渎之官，水道出焉。

7. 中气旺则戊己转运而土和，中气衰则脾胃湿盛而不运。土生于火而火灭于水，土燥则克水，土湿则水气泛滥，侮土而灭火。水泛土湿，木气不达，则生意盘塞。但能贼土，不能生火以培土，此土气所以困败也。血藏于肝而化于脾，太阴土燥，则肝血枯而胆火炎，未尝不病但足太阴脾以湿土主令，足阳明胃从燥金化气，湿为本气而燥为化气，是以燥气不敌湿气之旺。阴易盛而阳易衰，土燥为病者，除阳明伤寒承气证外不多见，一切内外感伤杂病，尽缘土湿也。

8. 湿者，太阴土气之所化也。在天为湿，在地为土。在人为脾。太阴以湿土主令，辛金从土而化湿，阳明以燥金主令，戊土从金而化燥。己土之湿为本气，戊土之燥为子气，故胃家之燥不敌脾家之湿，病则土燥者少而土湿者多也。

太阴主升，己土升则癸水与乙木皆升。土之所以升者，脾阳之发生也，阳虚则土湿而不升，己土不升，则水木陷矣。火金在上，水木在下，火金降于戊土，水木升于己土。戊土不降，则火金上逆，己土不升。则水木下陷，其原总由于湿盛也。

9. 土者，四维之中气也。脾以阴土而含阳气，故脾阳左升则化肝木，胃以阳土而胎阴气，故胃阴右降则化肺金。金降于北，凉气化寒，是谓肾水，木升于南，湿气化热，是谓心火。肺、肝、心、肾，四象攸分，实则脾胃之左右升降而变化者也。

021

10. 夫治未病者，见肝之病，知肝传脾，当先实脾，四季脾旺不受邪，即勿补之。

11. 呕而胸满者，茱萸汤主之。

茱萸汤方：吴茱萸一升，人参三两，生姜六两，大枣十二枚。上四味，以水五升，煮取三升，温服七合，日三服。

12. 干呕，吐涎沫，头痛者，茱萸汤主之（方见上）。

13. 呕而肠鸣，心下痞者，半夏泻心汤主之。

半夏泻心汤方：半夏（洗）半升，黄芩三两，干姜三两，人参三两，黄连一两，大枣十二枚，甘草（炙）三两。上七味，以水一斗，煮取六升，去滓再煮，取三升，温服一升，日三服。

干呕而利者，黄芩加半夏生姜汤主之。

黄芩加半夏生姜汤方：黄芩三两，甘草（炙）二两，芍药二两，半夏半升，生姜三两，大枣十二枚。上六味，以水一斗，煮取三升，去滓，温服一升，日再，夜一服。

14. 诸呕吐，谷不得下者，小半夏汤主之（方见痰饮中）。

妇人吐涎沫，医反下之，心下即痞，当先治其吐涎沫，小青龙汤主之；涎沫止，乃治痞，泻心汤主之。

15. 卒呕吐，心下痞，膈间有水，眩悸者，小半夏加茯苓汤主之。

小半夏加茯苓汤方：半夏一升，生姜半斤，茯苓三两（一法四两）。上三味，以水七升，煮取一升五合，分温再服。

16. 假令瘦人脐下有悸，吐涎沫而癫眩，此水也，五苓散主之。

五苓散方：泽泻一两一分，猪苓（去皮）三分，茯苓三分，白术三分，桂枝（去皮）二分。上五味，为末，白饮服方寸匕，日三服，多饮暖水，汗出愈。

案一 程某，男，23岁。肠胃不和，时常便溏，次数多。时有胃痛。舌有瘀点。诊断为湿阻中焦。

处方：焦三仙各15g，生蒲黄（包）10g，白术（炒）15g，升麻10g，陈皮12g，制半夏12g，党参12g，防己12g，广木香10g，制苍术15g，泽泻10g。5剂。

复诊：胃纳正常，舌中瘀点已去大半。大便正常。

处方：生山楂15g，茯苓12g，制半夏12g，光槟榔10g，广木香10g，制苍术12g，白扁豆15g，佛手12g，生蒲黄（包）6g，藿香10g，陈皮12g，炒薏苡仁30g。5剂。愈。

案二 某男，食物不洁，泄泻多次后，身感无力，不思饮食。和其脾胃可也。

处方：党参10g，生姜15g，车前草15g，紫苏梗、藿香梗各12g，生甘草5g，茯苓10g，陈皮12g，苍术6g，干葛15g，晚蚕沙15g，广木香9g，防风9g。3剂。

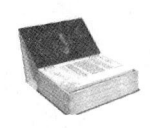

升降出入理论在心肾疾病中的运用

心为君主，生命的主宰，肾是先天之本，生命之源，心不能受邪，受邪则危，肾不能受伐，受伐则殆。

五行中心属火，肾属水，水火是阴阳的征兆，升降为阴阳运动的反映，所以升降运动以心肾为其根本。心与肾相交，为水火相济之象，肾中真气上升，心火不至于上炎。而心火下降，以温肾中真水。一升一降，一阴一阳也。

经文举例：

1. 男子消渴，小便反多，以饮一斗，小便一斗，肾气丸主之。

2. 夫失精家，少腹弦急，阴头寒，目眩（一作目眶痛），发落，脉极虚芤迟，为清谷，亡血失精。脉得诸芤动微紧，男子失精，女子梦交，桂枝加龙骨牡蛎汤主之。

桂枝加龙骨牡蛎汤方（《小品方》云：虚弱浮热汗出者，除桂，加白薇、附子各三分，故曰二加龙骨汤）。桂枝、芍药、生姜各三两，甘草二两，大枣十二枚，龙骨、牡蛎各三两。上七味，以水七升，煮取三升，分温三服。

案一 华，病由丧子忧怒抑郁，肝火亢甚，小溲淋浊，渐至遗精，一载有余，日无虚度。今年新正，左少腹睾丸，气上攻胸，心神狂乱，龈血目青，皆肝火亢盛莫制也。经云：肾主闭藏，肝司疏泄。二脏皆有相火，其系上属于心。心为君火，君不制相，相火妄动，虽不交会，亦暗流走泄矣。当制肝之亢，益肾之虚，宗越人东实西虚、泻南补北例。

处方：川连、焦山栀、延胡索、鲜生地、赤苓、沙参、川楝子、知母、黄柏、龟甲、芡实。

另当归龙荟丸一钱，开水送下。

附丸方：川黄连（盐水炒）、苦参、白术（米泔浸，晒）、牡蛎。共研末，用雄猪肚一枚，将药末纳入肚中，以线扎好，用水酒各半煎烂，将酒药末共捣，如嫌烂，加建莲粉拌干作丸。每朝三钱，开水送下。

案二 薛某，便泄半载，脾肾两亏；脉沉细涩，阴阳并弱。阳痿不举，精伤特甚；面白无华，气虚已极。足跗浮肿，阳虚湿注于下；纳食嗳气，胃虚气逆于中。调治之方，自宜脾肾双补，阴阳并顾。然刚热补阳，恐劫其阴；滋腻补阴，恐碍其胃。刻下节届清明，木旺土衰之候。脾者，土也。肾属坎水，一阳藏于二阴之中。当于补土中兼顾肾脏阴阳为是。

> 处方：怀山药、炮姜、炙甘草、党参、五味子、菟丝子、砂仁、茯苓、白术、鹿角霜（代）。

如不效，党参换人参，鹿角霜换鹿茸。

复脾肾双补，略见小效。今腹中鸣响，气向下坠，属脾虚气陷。舌心光红，脉沉细数，为肾脏阴伤。用补中升阳法，方用高丽参、怀山药、白术、炙甘草、肉豆蔻、五味子、陈皮、菟丝子、沙苑子、川续断、鹿角霜、白芍。

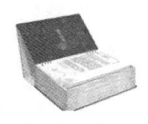

升降出入理论在肝胆疾病中的运用

肝属风木之脏，性升发冲和，不郁不亢；胆为中精之腑，性宣通泄，可升可降；肝主谋虑，胆司决断，表里相和，升降相宜，职能疏泄，运脾和胃，畅达气血，疏利三焦，情志和平。胆属少阳，少阳为枢，枢司开阖，人身之气血动则生阳，静则生阴，有开则能通于外，有阖则能应于内，无开则出废，无阖则入绝，枢机不利，则升降之机停，开阖之机废。肝胆相连，互为表里，胆气和降，有利于肝气的升发，不致化火灼肺，肝气升发，助胆之功能发挥。若胆气升降失调，可生诸多疾病。如肝升太过，肝火上炎，治则宜清降抑肝；阴亏不能潜阳，则阳腾于上，治宜滋阴潜阳；肝风内动，治宜镇肝息风。肝升而不及，木郁气滞，治宜疏肝解郁，调其升降。（此文摘自李文瑞老中医，为常见肝病的治则，治肝可参看王旭高先生治肝三十法）

案一 某，先天不足，肾气虚寒，膀胱失化，肾囊胀大，疝气上攻，呕吐不止。防其发厥。

> 处方：肉桂、川楝子、乌药、巴戟天、胡芦巴、半夏、吴茱萸、泽泻、小茴香、荔枝核。

又末药方：棉子肉（四两，炒），小茴香（二两，盐水炒），糯米（半升，炒黄）。共研末，砂糖调服。

渊按：水盛凌土之象，须崇土御水为主。

案二 陆某，经停一载有余，肝气不时横逆，胸脘胁肋疼痛，呕吐酸水，大腹日满，青筋绽露，此属血臌。盖由肝气错乱于中，脾土受困，血海凝瘀，日积月大，状如怀子，而实非也。今病已极深，药力恐难见效。

> 处方：川楝子、丹参、当归尾、香附（盐水炒）、延胡索、五灵脂（醋炒）、陈皮、砂仁、红花、淡吴茱萸。

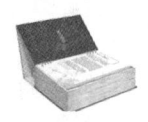

升降出入理论在妇科疾病中的运用

妇女因生理不同于男子，故治法有其特殊性。然而万变不离升降出入四字。举例说明，如经行吐衄，实证则多由肝经郁火，迫血上行，治则当疏肝清热、引血下行，方药如清肝引经汤；又如带下病，由于脾虚引起的，治法当健脾益气、升阳除湿，方药如完带汤等，方中荆芥、防风、柴胡皆是升阳之品；再如，妊娠恶阻由于胃虚引起，治法当健脾和胃、降逆止呕，方药香砂六君子汤，方中砂仁、半夏等为降逆之品。诸如此类，不胜枚举。读者当多在临证中体会。

案一 钱某，少腹有块，痛则经来如注，气升如喘。冲脉久伤，肝木肆横。

> 处方：香附（醋炒）、紫石英、当归、白芍（酒炒）、木香、三棱（醋炒）、大熟地黄、牛膝、小茴香（盐水炒）、青皮（醋炒）。

第1讲 医话篇
升降出入理论在临证中的运用

案二 潘某，年近六旬，天癸久去而反频来，是谓脱营。脱营者，元气极虚不能固摄，血从外脱也。又名下竭，故腰痛如折。下竭者必上厥，故面赤、火升、发热也。血属阴，阴虚则阳亢，故脉弦硬无情。其脉愈数，其阴愈虚。夏令一交，阳亢无制，恐致水涸龙飞，难为力矣。

> 处方：阿胶（赤石脂拌炒），牡蛎，海参，线鱼胶（米粉炒），元精石，沙苑子，贡菜（洗淡），猪腰子（酒洗），茯神，龟甲胶（余粮石拌炒），生洋参（元米炒）朝服震灵丹二钱，暮服咸喜丸二钱。

渊按：吴鞠通法也。妙以咸降有情之物补下焦精血。

其他有关升降出入的经典条文。

1. 师曰：吸而微数，其病在中焦，实也，当下之即愈，虚者不治。在上焦者，其吸促，在下焦者，其吸远，此皆难治。呼吸动摇振振者，不治。

2. 清邪居上，浊邪居下，大邪中表，小邪中里，馨饪之邪，从口入者，宿食也。五邪中人，各有法度，风中于前，寒中于暮，湿伤于下，雾伤于上，风令脉浮，寒令脉急，雾伤皮肤，湿流关节，食伤脾胃，极寒伤经，极热伤络。

3. 气上冲胸，口噤不得语，欲作刚痉，葛根汤主之。

葛根汤方：葛根四两，麻黄（去节）三两，桂枝（去皮）二两，芍药二两，甘草（炙）二两，生姜三两，大枣十二枚。上七味，咬咀，以水七升，先煮麻黄、葛根，减二升，去沫，内诸药，煮取三升，去滓，温服一升，覆取微似汗，不须啜粥，余如桂枝汤法将息及禁忌。

4. 痉为病（一本痉字上有刚字），胸满口噤，卧不着席，脚挛急，必齘齿，可与大承气汤。

大承气汤方：大黄（酒洗）四两，厚朴（炙去皮）半斤，枳实（炙）五枚，芒硝三合。上四味，以水一斗，先煮二物，取五升，去滓，内大黄。煮取二升，去滓，内芒硝，更上火微一二沸，分温再服，得下止服。

5. 胸痹，胸中气塞，短气，茯苓杏仁甘草汤主之，橘枳姜汤亦主之。

茯苓杏仁甘草汤方：茯苓三两，杏仁五十个，甘草一两。上三味，以水一斗，煮取五升，温服一升，日三服（不差，更服）。

［薛东庆］

也谈"西医治标，中医治本"

老百姓常说："西医治标，中医治本。"所以，看慢性病要找中医。这个说法该怎样看待？该如何理解这句话的含义？

西医对此说法多不屑，还往往借此猛烈抨击中医搞欺骗宣传，"你都不知道血管硬化、血栓形成，尿里有红细胞，便里有白细胞，也好意思说治本；感染你不知道，高血压你不知道，你治的本是什么东西呀"？

中医对此多不忿，凭什么依据说看慢性病才找中医，中医讲究辨证论治、治病求本，但是我们标本皆治，急性病也一样拿手！

我不知道这话是谁首创的，专利权属于谁，我比较怀疑是出于鼓吹中西医结合的某个前辈之口（我并不绝对否定中西医结合，特此说明）。不过我也有自己的看法，我认为：对标本两字的定义标准模糊不清是产生诸多歧义的原因。对于不懂医学的普通民众来说，这话可以算是对的；对于西医同仁们的认识水平我们应当理解，他们会有反对意见是正常的；而我们中医应当怎样理解"西医治标，中医治本"这句话呢？窃以为，要从认识论和治疗思想上去理解。

《黄帝内经》里讲"言不可治者，未得其术也"是最好的注解。在此精神指引下，中医实际上认为没有不能治的病，也没有不能治好的病——你治不好不见得我治不好，我治不好未必他也治不好。总之，一个中医在执业过程中，必须有这样的理念（哪怕他的技术还是很低的层次）否则他就不是真的中医。

举个例子：如果一个有头晕目眩症状的高血压病患者来就诊，应该怎么治呢？西医当然也要研究病因，分一下原发、继发，但是大多数情况下肯定是服药，而且会告诉你要长期甚至终身服药，这样可以减少心、脑、肾、眼底、血管疾病的发生率，改善未来的生活质量，延长寿命；若是血压降不下来的话，可以加量、加药（即联合用药，这个是目前比较受推崇的，似乎有点中医复方汤剂的味道了），到降下来为止；如果血压降下来但是症状不缓解呢，那就要考虑一下是不是还有别的原因导致头晕目眩，要不就是习惯了高血压而不适应较正常的血压等。换中医来怎么样呢？首先中医要研究为什么头晕目眩，通过审症求因，再在治病求本的精神指导下进行辨证论治，治疗有效，诸症消失即可停药，或者酌情再判断是否需要用些膏丹之类巩固调理。但是有时候会出现特殊情况——症状完全缓解一测血压却仍然高高在上或者并未恢复至正常水平，这该怎么看待？要按现行西医标准评判，显然中医是"治标不治本"的。你虽然治好了他的眩晕症状，但是也仅仅是症状，人家那血压还高高的哪！看上去"中医治本"的说法出了问题。

这其实是个话语权的问题，根子在疗效标准上面，如果抛开疗效标准不谈，显然中医的治疗观更易为人接受。但是很遗憾，现代社会教育普及，知识爆炸，宣传到位，普通百姓也知道血压高是不行的，一定要降下去。老实说，我还是比较怀疑降压在长远上有益健康这种结论的，但是没办法，人家有科学依据呀。现代社会人人爱科学、信科学，你没有确切的科学证据就不能取信于民，可偏偏咱们中医不太讲究"科学"，更有左派人士狂贬痛斥今日之所谓"科学"。

其实现在我们争执不已的所谓"科学"，跟中医的"标本"一样，其含义也是模糊不清的，大家也是公说公有理，婆说婆有理。从这个意义上讲，在学理层面争论什么"西医治标，中医治本"这种命题全属无谓，浪费时间而已。可是在争夺宣传阵地上还是很重要，毕竟再高水平的有德大医，也是要吃饭的。

[郭全（gqdxk）]

同病异治

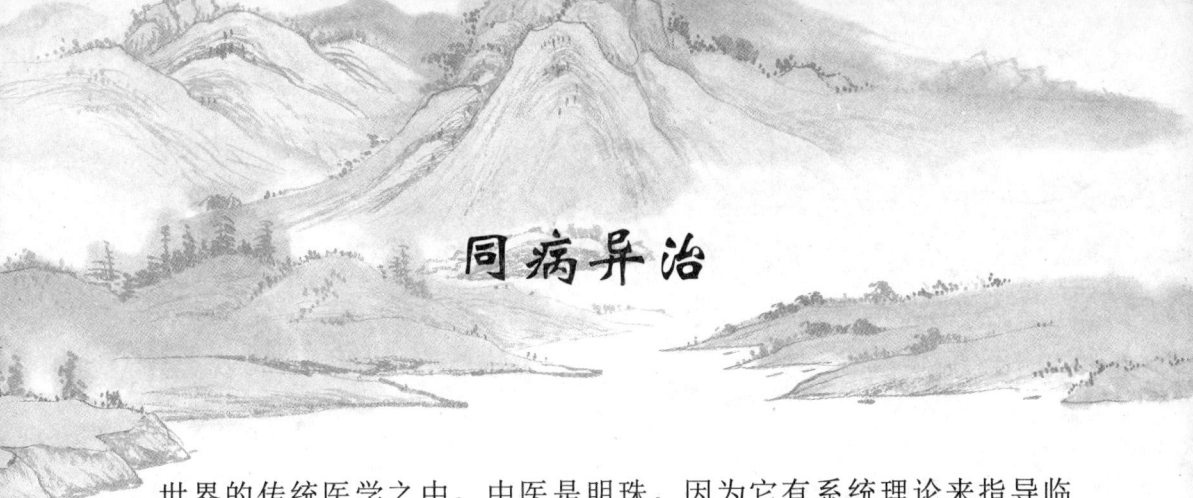

世界的传统医学之中，中医是明珠。因为它有系统理论来指导临床。其中之一就是"同病异治"，西医同一病名，而中医治法不同。中医之道在于"辨"，这就是为什么中医有特殊疗效。我在美国治好一些精神性疾病。其中有两个病人让我体会到"同病异治"之奥妙。

一白人，男，15岁，多发性抽动症来求医。临床以多发性抽动为特征，抽动见于肢体为主，有时受伤。余无明显症状。二便通畅，舌淡红，苔薄白，脉微弦。诸风掉眩，皆属于肝，羚角钩藤汤加珍珠母、合欢皮以平肝息风。果然立竿见影。效不更方，连用五个月。不再复发。其母是一位心理医生，从此自学中医。她又介绍一病人于我。

一白人，男，9岁，多发性抽动症，不自主暴发性发声，也有肢体抽动，余无明显症状。二便通畅，舌淡红，苔薄白，脉微弦。我满怀信心仍用原方，期待喜讯。连用14天，肢体抽动少点。不自主暴发性发声依然不变！我想了又想，肺乃主发音之脏也。此患者以不自主暴发性发声为主证，必治肺也兼顾平肝。方用沙参麦冬汤加珍珠母、石决明、天竺黄、僵蚕，立竿见影诸症消失。

我工作了几十年，五脏辨证还不过关。西医同一病名把我误导，走了弯路。

[黄欢（huangh）]

人体有个放屁穴

今天患者比较少,所以腾点空闲时间为大家写一篇幽默笑话的医学文章,希望大家从笑声中获得些许启示。

我们神奇的人体,有许许多多的经络穴位,有镇静的、有止痛的、有止痉的、有止泻的、有活血的、有止血的,数不胜数,就靠着这些神奇的穴位调节,来维系我们的健康和生命。

人体有这么多神奇的穴位,今天我要向大家介绍的是:人体有个"放屁穴",何谓放屁穴?

在我们患者之中,为数不少的是,脾胃虚寒、脘腹胀痛、腹胀肠鸣、嘭嘭胀满、恶心欲吐,甚至疼痛大汗淋漓,想放屁,欲放不成,痛苦万分。

案例:前些天,本所有位患者,女,30岁。因感受冷饮寒凉,肚腹胀满,胃痛难忍,前来针灸医治。

诊断:脉搏沉迟紧弦,舌苔白厚,浑身鸡皮疙瘩紧促,证属感受阴寒,寒邪入胃,伏而作乱,呈现一种胃痉挛的症候,法当温经散寒、驱散寒气为上。

治疗:针刺患者的璇玑穴平冲降逆,针刺中脘穴,在穴位上覆盖场效治疗仪以温阳散寒,针刺内关穴和足三里穴,疏通经络,使寒邪有路可走。针刺约30分钟,患者诉说,感到胃部比较轻松了,就是感到肚子里有一股气乱窜,好像窜到肛门附近不放屁,又悄悄地溜回胃去了,又等一会,还是刚才那个感觉,我就在女患者的右合谷穴单刺一针,为啥我就单刺右合谷穴?因为古人云:五脏有疾需要取十二原穴,十二原穴出于四关,何谓四关?四关者,合谷太冲是也。为何单针刺右合谷穴?

男子左为阳，女子右为阳，针右合谷穴意欲以阳胜阴，祛寒邪有力，果然，单独加针刺右合谷穴不到5分钟，患者说有动静了，可是，等了好久，还是不见动静。

如此静静地等候了大约20分钟，大家就猛然听见"啾"的一声，随后又"咣"的一声，就好像飞机扔炸弹一样。原来是女患者想要放屁，又感到害羞不敢明目张胆地放出屁声来，就暗暗地憋着，本想偷偷地把屁放了，免得大家笑话，没想到，实在憋不住了，冷不防的把屁放出来，放就放吧，她还悄悄地暗使劲，不敢声音大了，所以就出现刚才那个声音，把整个屋里的患者笑得啥声音都有，大家的笑声还没有停息，又猛然间听到：咚咚咚连续十来个像地雷爆炸一样的放屁声，把大家笑得都快要岔气了，有的患者都笑得热泪横流，干嘎巴嘴出不了声音了，正在这时，又猛然间听到：嘟嘟嘟几十声机关枪一样的放小屁的声音，接着，最后又是一个"嗡"地一声炸弹声，这时只听患者"呼哧"一声叹息，如释重负，腹痛好了！

患者里面有一位更幽默的给大家总结起来说：今天好像看了一场战斗片电影，先是伊拉克上空飞机扔炸弹的声音，随后是利比亚山地迫击炮的炮弹，随后是叙利亚的机关枪声音，最后是恐怖组织的自杀式人肉炸弹声音。逗得大家也顾不得自己身上还扎着针的痛苦，不约而同地哈哈大笑起来。

这正是：

患者腹痛多辛艰，大汗淋漓苦难堪。
屁大小事何挂齿？只为抛出引玉砖。

[毛振玉]

一个神奇的穴位

多年来我对医生这个职业非常羡慕,尤其是中医,看到医生为病人诊病时,手一搭脉就能知道内脏得的什么病,然后,抓了几剂草药,病就好了,这让我感到特别神奇。是一个偶然的机会,一个神奇的穴位作用,使我与医学结下了不解之缘,从而走上了行医之路。

早在20世纪80年代末,全国各地形成一股习练气功的热潮,我也加入到气功班的行列,在气功班的学习中,略懂点有关经穴方面的知识,看到了穴位在治病、强身健体上的奇特作用。从此,对经穴产生了好奇感和神秘感。为此,在书店就买下了一本《针灸腧穴图谱》,想好好地学习学习医学知识,明白一些有关穴位方面的道理。没想到书中介绍的什么十二经络、奇经八脉、穴位、主治病症等,理论高深莫测,看后真是让人"丈二和尚摸不着头脑",这些内容对我这个门外汉来说,真有点像看"天书"一般,我认为可能是与医学无缘吧!以后就打消了学医的念头。

记得1990年秋,出差回来前的一天下午,在招待所休息时我突然间感到左前胸发闷、气短、头晕脑涨,当时心跳可能要超过一百多次,胸腔像瘪了似的特别不舒服。与我同行的同事看到我当时的情形非常着急!劝我赶快去医院看看别把病耽误了。我自认为我的身体一直健康,不可能有太大的毛病,再有那时也不明白心脏发病时是个什么样的症状,当时我又处于身强力壮的年龄段,出现这些症状时根本就没有当个事,也没有什么恐惧感。但在这个时候突然间想起在气功班上老师讲过的几个穴位,在这时何尝不试上一试呢?于是用大拇指按在乳房外侧心包经中的天池穴上,没想到仅点按这一个穴位,病症就好多了,几分钟以后就感到心情也舒畅了，气力也足了，然后，心跳的次数也减少了。这时我心想穴位真的这么神奇，仅点按这一个穴位就把病症控制住了，对取得这样的奇特疗效我惊讶不已！这是我有生以来第一次为自己治病的感受。

仅此一次的自我治疗，心脏病的一些症状就慢慢地消失了。因为当时缺乏医学常识，事后便没有想到去医院做检查，自己又没有再次运用点按穴位的方法巩固治疗。大概过了一年多，心脏病的病症开始相继地出现了，如左前胸发沉有下坠感，同时，伴随着出现心慌、气短、头晕、四肢乏力等症，这些病症均发生在左侧胸部，这时我心里也在琢磨，这些病症为什么都发生在左侧，右侧怎么就没有反应呢？也曾几次去医院做心电图、动态心电图的检查，均未发现异常。

到了1992年初，我感到心脏病的一些症状更加频繁地出现了，几乎天天都有不同的反应，这时，再一次到医院检查，终于被医院确诊为冠心病。病因确诊以后，也知道自己确实患有冠心病了，就遵从医嘱按部就班地开始服药，为了尽快地恢复健康，每天什么山海丹、维脑路通、脉通等五种药一起吃，连服半个月，病情丝毫没有发生变化。这时我心想，为什么天天在吃药，而且这些药在当时还是比较好的药，病情怎么会没有好转呢？心里真的有些焦急！在怀疑药效的同时，我曾记得解放军报有过一篇报道，介绍了一位女军医用一双手治疗疑难杂症的文章，我想所谓用手治病不就是不用药吗？这篇文章对我的启发非常大。同时，又回想起在1990年出差途中发病后，自己初次尝试用穴位治病的经历，这时何尝不用点按穴位这种方法再次试一试呢？于是，就把存放多年的《针灸腧穴图谱》重新翻了出来，对照我的病症"带着问题学"，选用了治疗心脏病的有关经络，按照图谱中标定的尺寸，用手点心经中的几个穴位，点按几秒钟后，心区顿时感到非常舒服，出气也均匀多了，病情明显好转，瞬间体内就出现了这么大的变化，没想到运用穴位这种疗法治病真比用药来得快，这时才真正体会到大家常说的，什么叫作心旷神怡，什么叫作心情舒畅。

不比不知道，通过药物和非药物两种方法治疗，才知道穴位治疗比药物治疗来得快、效果好，从这时起我便下决心停药了！每天按照《针灸腧穴图谱》书上的经络图，选用有关经络穴位点按1或2次，经过一段时间的穴位治疗，病情明显好转，病症一天好似一天，大概经过两个多月的自我治疗，在没有用药的情况下，用自己的一双手，运用点按穴位、调整经络的治疗方法，使心脏的功能基本恢复到正常的工作状态。

通过这一段自我治疗心脏病的过程，我体会到了穴位的神奇作用，同时，看到了中医学的魅力。为什么穴位能治病？为什么穴位能治疗心脑血管这一类的疾病？只要懂得经脉、穴位的功能，经脉、穴位与脏腑之间的内在联系，穴位可以治病的道理就不言而喻了。

经络在人体当中既看不见又摸不到，但又是客观存在的。

人体是由五脏六腑和与之相对应的十二经脉构成的。五脏六腑包括心包在内，共为六脏六腑，是十二经脉内联五脏六腑，外络四肢百骸，将人体形成一个有机的整体。经脉和穴位是须臾不能离开的两个方面，经脉是纵行的一条线，是为脏腑输送气血的隧道，统管气血循环的路线；穴位是经脉当中传输物质的一个点，通过穴位上感受器的作用，调节血液的流动。十二条经脉及其若干条脉络，纵横交错布满全身，通过经穴对气血物质的转运，调整气血，平衡阴阳，维持脏腑的运转功能。

穴位，分布在血管、神经等器官的外部，对血管、神经起到调节作用。在正常的生理情况下，气血的流动是通过穴位上感受器的主动转运，在经脉的作用下，传输到各个脏腑及其组织器官，维持脏腑及其组织器官的平衡；在病理的情况下，经穴对气血的传输受阻，气滞血瘀，使穴位的转运速度发生改变，从而导致气血循环的通路出现亢进、抑制的工作状态，使脏腑出现一系列的病理反应。

从经脉、穴位、脏腑三者相互之间的关系上看，运用点按穴位、调整经络的方法是科学的、实用的、安全的。当人体患病以后，确定患病的脏腑，然后，点按相对应经脉上的穴位，通过这种外力的刺激作用，可使被抑制了的穴位兴奋，加快经脉气血的流速，活血化瘀，平衡阴阳，及时满足脏腑运转功能的需要，达到了治疗的作用。

常言道：人吃五谷杂粮，没有不得病的。多年来我运用点按穴位、调整经络的方法，为自己和家人及其朋友探索性地治疗，均取得较好的疗效。我本人二十年来也曾患过很多疾病，其中包括高热、房颤、心绞痛、农药中毒，以及外伤造成的大脚趾甲脱落，从未用过一粒药，均采用点按穴位、调整经脉治疗，都在最短的时间内使病情得到恢复。20世纪90年代末，开始了我的从医生涯，在二十多年的临床中治疗过很多疑难病症，如痛风、肾小球肾炎、股骨头坏死、骨折、房颤、心脏病、乳房肿块、顽固性头痛、手足多汗等，甚至连肺气肿、肺大疱这些疑难杂症也都在不用药的前提下，通过一双手点按穴位、调整经络而达到了很好的疗效。经过广泛的临床验证：点按穴位、调整经络的方法，治疗范围广泛，疗效显著、简捷便利，无毒害、无痛苦，无不良反应。因此，点按穴位，调整经脉是值得推荐的一种好方法。

中医学的外治法，是我们的祖先在长期的劳动中总结的，经过数千年的医学实践延续至今，证明这种方法是科学的，但并不是高不可攀、高深莫测的，都是有规律可循的，只要你树立信心，掌握经络学的基本知识，都可以运用穴位为自己治病，有些病的治疗完全可以远离医院。穴位和经脉就在你的身上，只要你及时的开通它，运用得好，它就会为你忠诚服务，穴位和经络是你贴身的医生和百宝箱，健康就握在你的手中。

[lqs1944]

抗癌记

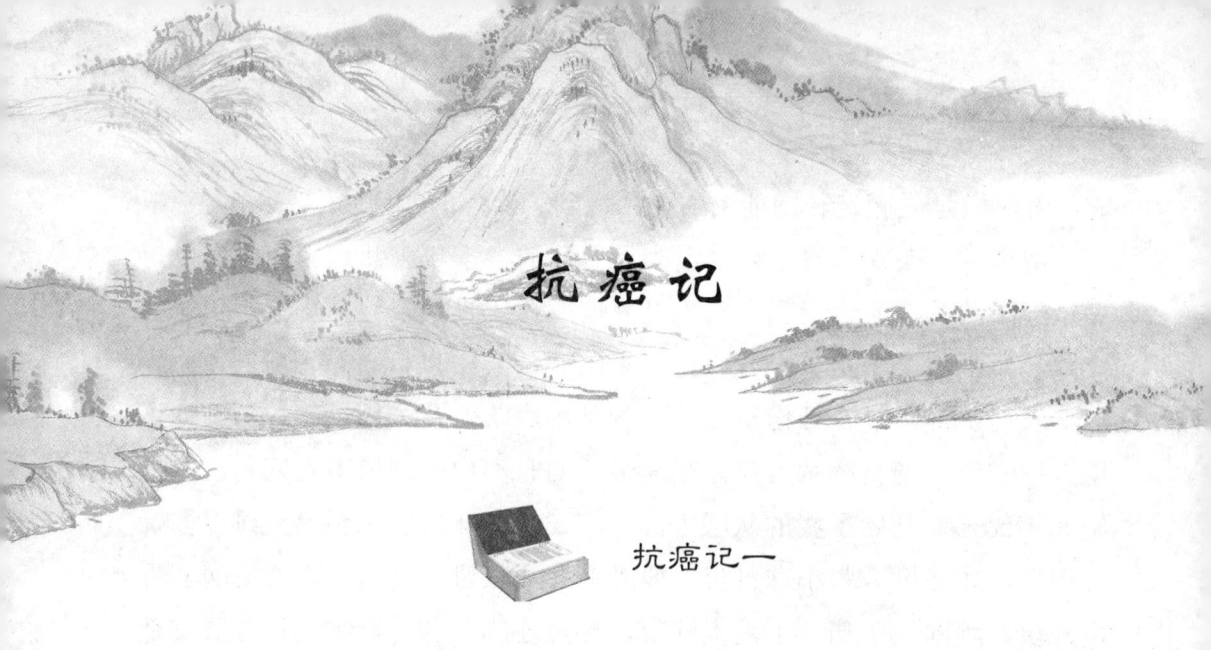

抗癌记一

现在当医生,已经无法回避癌症这个话题了。患癌症的人越来越多了,我治疗过许多癌症患者,其中的辛苦实在无法形容,曾有多次都想放弃对癌症的研究和治疗,但最终都坚持了下来。这其中,有很多失败的教训,也有不少成功的经验。请大家容我慢慢地回忆,并慢慢地讲吧。

这十几年来,我为了攻克癌症寝食难安,看到的每一本书,每一个药,每一个方剂,都要与癌症联系联系,都要想一想,这个药能不能治癌呢?这个方子能不能治癌呢?

试验过的中药不计其数,没有毒的和常用的就不用说了,有毒的和少见的药物如砒霜外用,硫黄内服,白降丹外用,蜈蚣最多时100条内服,核桃树枝,两头尖(就是公老鼠屎内服),控涎丹内服。无名异、蛇六谷、菝葜、蟾酥、六神丸、抗痨蛋、蟾蜍酒、蝼蛄、蟋蟀、虻虫、鼠妇、蓖麻子等都试过。在以后的帖子里会一一把这些结果告诉大家。

写出抗癌经验时,我是下了一番狠心的,心痛啊,不舍得呀。好多东西都浸透了心血,现在几句话就送给大家了。希望大家体谅我的心情。本来还想靠这个养家糊口的,甚至传给子孙后代的,现在我一说,心里难受啊!

先讲一个失败的例子。一位男性患者,五六十岁,在北京治疗癌症,北京某医院让患者赶紧出院,要不然就得在北京火化了。家是内黄的，得的什么癌我想不起来了。回内黄正好路过我的诊所，车就停了一下，死马当活马医，病人儿子肯定是这么想的。

当时的病人正在注射哌替啶（杜冷丁），也不定一天注射几针。家属说，反正患者一醒来就说痛，就赶紧给他注射哌替啶（杜冷丁），然后就睡了。反复如此。患者不吃不喝，全靠输液维持生命。我就开了5剂自拟的扶正活命汤。

第四天，患者儿子来电话告之其父昨天去世了，虽然没治好病，但还是要谢谢我。因为服药后，再没注射哌替啶（杜冷丁），再没说痛，吃的也很多，睡觉也很好，过了三天正常人的生活，临死前享了几天福。是夜里睡着觉死的，一点罪也没受。

再讲成功的经验。癌症患者大部分都大便干。解决大便干，至关重要。我曾对大黄、肉苁蓉、牵牛子、决明子、火麻仁、芒硝、当归、生地黄、杏仁、厚朴、枳壳、枳实、芦荟、番泻叶、润肠茶、巴豆、巴豆霜、胆汁灌肠、胆汁内服、玄明粉、全瓜蒌、生白术大剂量应用过（用过30g、50g直到100g）、玄参、升麻、桔梗、枇杷叶、紫菀等做过试验，得出的结论是全瓜蒌和杏仁联用效果最佳。西医里的甘露醇内服，肥皂水灌肠、蜂蜜水灌肠、果导片、成药通便灵、麻仁润肠丸等都试过。都不理想。

杏仁要用生杏仁，带皮的，粉碎入药。切不可用去了皮炒过的杏仁，那个杏仁是不良药商买杏仁露厂家提取后又炒了卖给医生的。里面一点药效也没有了。杏仁用6g就行。全瓜蒌要用全的，单用瓜蒌皮、单用瓜蒌仁都效果不好，我都试过。瓜蒌用10g就行。但个别人用了还大便干，那就加量，我最多用过50g。这个药的量加到大便不干了，通畅了就行。保持一天一次最好。癌症病人大便干的解决具有决定性意义。中医里有句话，大小不利治其标。不管什么病，只要大便干就要重视。大便干解决了，病情马上会好转。这是无数病例验证过的。不仅仅是癌症，就是心脑血管病、肾病、呼吸系统病，甚至一个胃病、失眠，只要大便干，就要先解决。不要管它是什么病。

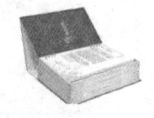

抗癌记二

癌症患者到晚期，很多都会有胸水、腹水、下肢水肿等症状。为了解决这个问题，我研究了十年，中间用了数不清的治疗方案，最后才终于定型。

某男，63岁，长垣人。肺癌合并胸腔积液，抽水多次，还胸腔注射化疗药物，始终控制不了。水越长越旺。来找我时，不能平躺，咳嗽，胸闷，不想吃饭。我就在自拟的扶正活命汤基础上加了两味药：薏苡仁和益母草。结果3天见效，12天就能平躺睡觉，拍X线片胸水已消失。于是薏苡仁和益母草各减为20g，又服10天后去掉。此后服扶正活命汤3个月。5年了，这个患者还健在，胸水再未出现。

某女，63岁，淇县人。肝癌未治疗，仅仅是输白蛋白，抽胸水以减轻症状，已抽多次，由于费用太高，出院找中医治疗。这个患者处方同上，效果也很好。病人断续服药一年，腹水没有再出现过。

某男，68岁，江西省人。肺癌脑转移，伴下肢水肿。也用上方治疗，并加用了抗脑转移的专用方剂，这个方剂"抗癌记三"要专门介绍。共服用8个月中药，肺部、脑部全消。现今已3年多了，患者很好，水肿一直未发。

自从发现了薏苡仁和益母草对胸腹水的特殊疗效后，我治疗癌症的疗效显著提高，胸腹水十个里面好九个是有把握的，一般不超半个月就能消退。另外对癌性的心包积液同样有效。

实践证明，治疗癌症的胸腹水，下肢水肿，就用薏苡仁30g，益母草30g，不过半个月水就没了，绝大部分不再复发。个别再发的，再用仍然有效。注意：①必须二者同时用，单用效差。②开始时量各用30g。量小了效果不好，量大了也不增加疗效。这是试验得来的。③水消后，二药各减为20g，再吃十天就可停用。不能一直吃。薏苡仁有两种，大的和小的，效果一样。④这两个药我只治过癌性的水肿，对肝硬化腹水、肾病水肿、心性水肿都没用过，不知道对癌性之外的水肿疗效如何。

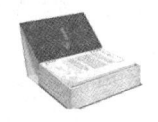

抗癌记三

我在临床上见的脑转移患者，都是肺癌脑转移。为了解决脑转移，我想尽了各种办法，记得曾给一个患者一剂药里用过100条蜈蚣，没见效。用过核桃树枝煮鸡蛋，没效。还有一些名家的验方都用过，都无效。是不是中药过不去血脑屏障所以治疗效果不好呢？因此，有一段时间，只要脑转移的患者，我就对患者说，肺癌的事我来解决，脑转移的事你自己想办法。患者问啥办法，我说要么手术，要么放疗，要么伽马刀。但后来有个患者坚持要我用中药来治他的脑转移。

我给他的方案是，早晚吃抗肺癌的中药，中午吃抗脑转移的中药。结果五天就见效了，患者说头痛、呕吐、复视都减轻了。共吃两个月后检查，脑转移不见了。这可让我喜出望外，又试几例，效果都很好，见效快，还彻底。

我的处方是：炒枳实1g，桔梗2g，白芍1g，山豆根2g，研细面。上面的用量是研成细面后的量。每天一次，中午冲服。服药后，吃一个煮熟鸡蛋黄，不能吃鸡蛋白。

这是矢数道明的方子。排脓散加山豆根。我也万万想不到这么个小方子对脑转移会这么有效。

药只中午吃是因为早晚还要治肺癌。这个处方我治过一例脑部良性肿瘤，无效。也用它治过食道癌、肝癌皆等无效。

多年验证路，辛苦谁人知？

还有濮阳的一个患者告诉我，说脑转移头痛的时候，把毛巾放醋里煮煮，然后趁热外敷痛处，能马上止痛。我试过两例，有效。但别的癌痛没用过，不知道能不能有效。

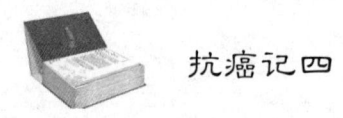

抗癌记四

在白血病的治疗上，我失败得多，成功得少，教训惨重。现在回想起来，心中愧恨不已。

第一个患者是一个刚上大学的男孩，急性白血病化疗多次后，病情垂危，医院让赶紧出院，回家途中求我诊治。当时患者高热41℃以上，神志不清，全身脓疮，出血点遍布，口鼻出血，我当时的治疗方案是输液用清开灵、脉络宁、青霉素、甲硝唑。口服云南白药、青黄散。中药内服犀角地黄汤加味。三天后热退，出血减少。这之后因血小板不升而输过丙种球蛋白，因血红蛋白低而肌内注射过鸡血，还因身体弱而吃过乌鸡白凤丸。患者的父亲还到浚县找治疮的外用药，很有效。大致就这样治了两个月，患者生龙活虎，全家高高兴兴回家了。一年半后他爸爸打电话给我，说患者一直很好，前两天突然跌倒，抢救无效。并感谢我让他儿子多活了一年多。

第二个患者是个7岁的小孩，化疗多次，白细胞不降反升，我让他吃青黄散，三天就正常了。之后患者很好，半年后也突然死亡。

还有一个，用上面的经验始终不见效，一个月后死亡。还治过三例未成功。有个9岁的小孩，聪明乖巧，在北京某医院住院一年后，专家建议出院。到我这治疗时，一天吃不少激素。我当时三天一化验，三天一换方，想尽了各种办法，最后仍未成功。

成功的有3位。一位30多岁的搞装修的男子，低增生性白血病，吃十全大补汤加味一个月而愈。一位焦作的28岁的男子，也好了。用的什么药忘了。滑县一位姓范的患者，慢性白血病，吃犀角地黄汤加味，配合羟基脲后恢复正常。8年后复发。

教训一：白血病万不可补。除了低增生性白血病，其他类型均不能补。用了补药，要么无效，要么见微效后随即病情加重。我试过补气、补血、气血双补、补脾、补肾、脾肾双补、补肝、补心、补肺、补阴、补阳、阴阳双补，都不见效。鹿茸、胎盘、黄鼠狼都用过，均无效。最后明白，白血病看起来是虚证，实际一点也不虚。

教训二：病缓解后仍要长期用药巩固。

教训三：在白血病的治疗中，我曾用过辛温发汗的麻黄剂，无效。用过白虎汤，无效，患者反而不想吃饭了。用过小柴胡汤加大量生石膏，不但无效，白细胞还升高了。

教训四：白血病属温病无疑。犀角地黄汤有效，但光用犀角地黄汤也不行，也许合用升降散会疗效更好。

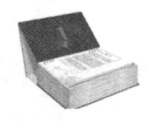

抗癌记五

下面是我对这十几年治疗癌症总结的一些经验。

① 癌症患者舌苔大部分是舌质淡，薄白。其他的腻苔、黄腻苔、光剥苔很少见。

② 九成癌症患者大便干。患者手术后，凡大便次数多的、大便稀的，效果好。这个腹泻我认为是患者自体排毒，不能治疗。曾有一个食道癌术后三年的患者，让我治腹泻，我对他说，不是治不好，而是不能治。你现在除了腹泻，别的啥事没有，你治腹泻干嘛？那是你的身体排毒呢。病人说，腹泻后觉得没劲儿。我说没劲儿也不能治。患者很不高兴地走了。停了十多天，又来了，说张医生，我后悔呀，我找别的医生把腹泻治好了，现在不能吃饭了。我只好开药给他，吃后又腹泻了，当然也能吃饭了。像这样除了腹泻，别无毛病的癌症患者，最好的办法是不理他。一般患者是不会复发和转移的。但要是治的患者不腹泻了，那就麻烦了。我常给患者讲，癌症啊，不怕大便稀，就怕大便干。患者大

便干咋办呢？小陷胸汤就不错。

③ 肝癌的治疗上，配合介入十分必要。凡是介入1或2次后吃中药的，失败的极少，好多患者都过了三年了，有的都六七年了，还很好。肝癌的西医治疗，数介入效果好，一般做1或2次就行了，然后吃中药，疗效理想。有的患者两三年后肝上又长了肿块，没事，再做一两次介入，然后吃中药又没事了。不介入光吃中药的，十个里也就好一两个，比起介入后再吃中药疗效差远了。

④ 有的癌症出血，比如肺癌痰中带血，要用活血化瘀的药。我县一个肺癌，痰中带血丝的患者好几个月，一直控制不住，我让他吃了点水蛭，很快就不出血了。我现在很少用云南白药来止血，总感觉这个药效没十年前好了，加量服用也不理想。有时候用三七粉，效果还可以。

⑤ 化疗期间我从不让患者吃中药。以前有个肺癌患者，吃中药很好，偷偷去化疗，边吃中药边化疗，结果骨髓抑制死在医院了，家属问医院要说法，医院说是中药引起的骨髓抑制。所以，后来我就不让患者化疗时吃中药了。但放疗时可以。这时一加一大于二。有个吕村的食道癌患者，放疗时吃中药，放疗后，医生说他的效果是多少年来最好的。当然西医不知道他吃中药了。把他的片子都放到医院的宣传栏了。

⑥ 癌症这个病，年龄越大越好治，只要70岁以上的，十个里好七八个是不成问题的。40岁以下的，难度就大了，十个里能好一两个就不错了。宫颈癌最好治，乳腺癌是第二好治。难度最大的是白血病，难度第二的是胰腺癌，难度第三的是卵巢癌。我治过年龄最大的是鹤壁一个90岁的食道癌患者。服用了60剂中药就好了。

⑦ 癌症患者不能增加营养，营养越丰富，癌细胞长得越快。我要求患者任何补品、营养品、保健品都不能吃，就连阿胶也不能。西药里的氨基酸、脂肪乳、白蛋白、胸腺肽、干扰素都不能用。有个患者仅白蛋白就输了4.5万单位。来时全身扩散。邯郸有个乳腺癌患者，吃中药效果很好的，就是有贫血，他丈夫嫌好得太慢，就给她输了两袋血，还给我打电话，说他老婆输血后，跟正常人一样了，有劲了，能吃了。我

对他说，糟了，坏了。七天后，病人腋窝下出了一个淋巴结，腹股沟出了一个淋巴结。我是坚决不让癌症患者输血的，除非不输马上就要命了。

最后总结：癌症不好治啊，天天愁得我睡不成觉，拼命地研究。从我手里死的患者数不清了，但也不是大家想得那么可怕，我也救活了很多的患者。一句话，再严重的也有治好的，再轻的也有治不好的，全在对症不对症。治不好，跟患者没关系，全是医生水平不到家的原因。

［张庆军（绞尽脑汁）］

读书用药散记

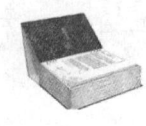

天萝水——丝瓜水

萧山有个老妇人，专卖治疗肺痈的药水，基本三剂可以治愈，故此求药的人很多，这生意她们家传已经几代了。王圣俞得到这个方子，原来就是天萝水。（《本草纲目拾遗》）

天萝水也叫丝瓜水。取丝瓜地上茎切断，将切口插入瓶中，放置一昼夜，即得。

《救生苦海》：霜降后，择粗大丝瓜藤三四寸，剪断，插瓶中一夜，其根中汁滴入瓶中，名曰天萝水。固封埋土中，年久愈佳。

① 《纲目拾遗》："治双单蛾，又可消痰火，解毒，兼清内热，治肺痈、肺痿。"

② 《中国药植图鉴》："加白糖煮沸内服，可镇咳，又治头痛，腹痛，感冒，脚气，水肿，酒中毒等。"

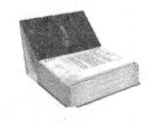

汉椒——川椒、蜀椒

宋朝张忠顺调任都城为官，正值盛夏，天气炎热，喝了很多冰雪水，还喝了木瓜浆，使寒邪沉积在中焦，导致"脾疼"证。每天用药调治，都无效果。数年后遇到一个道人告诉他："只需要用汉椒二十一粒，浸泡在浆水内一宿，之后滤出汉椒，用这个浆水送服。"张遵守道

人说法去做，第二天汉椒才喝下去，就感觉到病痛已经解除了，并且之后再无复发。（明《奇效良方》引，又《医说》引《类编》）

① 木瓜浆：《鸡峰》卷四：木瓜（削去皮片，切）。以汤浸之，加姜汁少许沉之井中，冷后服。如新木瓜味涩，入铅白霜少许；如味酸，入蜜少许。

② 浆水，亦名酸浆。粟米煮熟后，放在冷水里，浸五六天，味变酸，面上生白花，取水作药用。但浸至败坏，则水有害。

气味：甘酸、微温、无毒。

主治：上吐下泻（浆水煎干姜饮用），过食腊肉，致筋痛肚闷（浆水煎粥吃，加少量老鹰屎，效果更好），手指肿痛（浆水加盐泡患处，水冷应换热），脸上黑痣（每夜用热的浆水洗脸，再用布揩红，以白檀香磨汁涂擦），骨鲠在咽（磁石经火煅醋淬后，加焙过的陈橘红和多年浆水脚，做成丸子，如芡子大，每次含咽一丸）。

浆水还能调中引气，开胃止渴，解烦去睡，调理脏腑，利小便。

③ 用二十一粒，是否有特殊意义和特别疗效，待考。

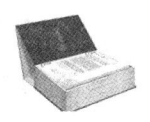

甜瓜蒂

信州老兵有一女，3岁，吃盐虾太多得哮喘病，严重到不能饮食的程度，但因家贫没有找医生诊治。

有一道士路过他家，看小孩子喘得厉害，就告诉他一个方法：甜瓜蒂七枚，研为细粉，用半茶杯冷水调，沉淀后取上面的澄清液，一小口一小口地给孩子喝。按照这个方法，孩子一喝这药水就开始吐出胶黏的痰，随饮随吐，胸次渐宽，哮喘也慢慢平息。过几天，又有小的发作，再用前法喘平。后反复几次，如法施治，喘不再作，此病根除。（《医说》引《类编》）

①《黄帝内经》：在上者因而越之。胶痰阻塞气道而喘作，用瓜蒂

047

涌吐，痰除而气畅，邪去而正安，则病愈。

②吐为八法之一，现虽少用，然不可失。

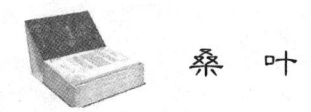

桑 叶

严州山寺有位游僧，形体消瘦，饮食甚少，每夜入睡都遍身汗出，到早晨，衣服都被湿透。如此二十年也没找到有效的方法，只好放弃治疗。

监寺僧知道后，对他说：我有一非常灵验的药，用用看。如法用药三天，宿年的痼疾竟然一下子就痊愈了。

方：桑叶一味，早晨带着露水采摘，阴干，研细末，每次二钱，用温米汤调服。如不是采新鲜桑叶的季节，收集的干桑叶也可以用，但效力不如新的。(《医说》引自《夷坚录》)

①《丹溪心法》云："焙干为末，空心米饮调服，止盗汗。"《神农本草经》云："除寒热，出汗。"桑叶是止汗还是发汗，历代观点貌似相左。然细查桑叶药性，则并行不悖。其味甘苦，其性凉，可入肝经，清散血中浮热，此为本，在此基础上，外感风热之证，用其清散浮热，则营卫和，和则汗出病解，如桑菊饮，此发汗，是其用。而汗出者是阳加于阴，即内有浮热逼迫津液外出，用桑叶清散浮热，则汗止，此止汗也是其用，如此例的盗汗。而其止血之功也与止汗之理同，皆为其用，如《本草从新》云："滋燥，凉血，止血。"曾用此药治疗一体瘦鼻衄者，效佳。其本一，其用广。知其本性，则其作用是千变万化的，如《濒湖集简方》治风眼下泪（腊月不落桑叶，煎汤日日温洗，或入芒硝）。《胜金方》治小儿渴（桑叶不拘多少，用生蜜逐叶上敷过，将线系叶蒂上绷，阴干，细切，用水煎汁服之）。《医学正传》治火烧及汤泡疮（经霜桑叶，焙干，烧存性，为细末，香油调敷或干敷）等，皆为其用。《本草经疏》云："桑叶，甘所以益血，寒所以凉血，甘寒相合，故下气而益阴，是以能主阴虚寒热及因内热出汗。其性兼燥，故又

能除脚气水肿，利大小肠，除风。经霜则兼清肃，故又能明目而止渴。发者血之余也，益血故又能长发，凉血故又止吐血。合痈口，罨穿掌，疗汤火，皆清凉补血之功也。"

② 此药味甘，兼有补性。《本草新编》："最善补骨中之髓，添肾中之精……桑叶之妙，为诸补阴者之所不及……添脑明目……如桑麻丸。"

③ 霜桑叶，也要经霜不落者，如已经残败自落者，即便经霜，因性味俱失则不堪药用矣。

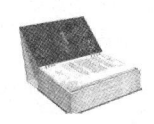

华池水——唾液

明朝有位松阳道人，不知何许人。万历初年云游到桂阳州地界，与普通人杂处一处，并跟人说：我能给人治病，药来自人体脏腑，不是普通的金石草木药可比的。后来教的几个徒弟，治病也都有些名气。

曾有个咯血的患者请他看病，松阳道人先让患者用舌头舔舐红纸，之后看了看说："脾脏尚未败绝，可以治。"接下来教给患者打坐，吞咽自己唾液的方法，每日依法施行，患者逐渐康复。（《湖广通志》）

① 古人十分看重唾液，认为它是人体中的一大奇宝，故冠以金津玉液、天池水、玉池水、华池水、玉泉、天泉、神泉、神水等美称。唾液不仅有止渴、解毒、助消化等作用，还能够润经络、养肝腑、抗衰老。

② 一读书人得虚劳病，用参、苓等补剂，无寸效，饮食反日减，身体更加憔悴。很多医生看过，都认为是不治之症，惟独有一僧人言其可治，但要有耐心遵照他的方法去做。

方法：用半杯米，不用淘洗，直接煮成米饭。每次几个米粒，慢慢地嚼，嚼到米粒全无型质，还继续叩齿空嚼，等到口中分泌的唾液越来越多，才和着一点点的咽下去，随嚼随咽，速度越慢，吞咽的次数越多越好，一天内把这些米吃尽。每天按照这个方法吃，米量也可以逐渐增加，能一杯就吃一杯，能一碗就吃一碗。持之以恒，颜色就会润泽，精神就会健旺。

读书人依法静养，三年康健。

见《历代无名医家验案》（原出处不详）。

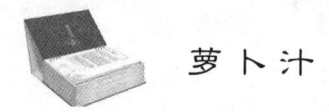

萝卜汁

苏东坡听王安石讲：他曾经得头痛病，有位道人教他用生萝卜汁一蚬壳多滴到鼻腔内，可立刻止痛，用之果然。后来用这个方法治疗过多人，效果很好。（《苏沈良方》）

① 《名医类案》中记载也是说此方传自王安石，但出处一个来自道人，一个来自裕陵（裕陵是宋人对神宗的习惯称呼。苏轼《送陈伯修察院赴阙》诗："裕陵固天纵，笔有云汉姿"）。其方原文如下："用生莱菔汁一蚬壳，仰卧注鼻中，左痛则注之右，右痛则注之左，或注之左右皆可，数十年患，皆二注可愈。"《如宜方》也记载："治偏正头痛：生萝卜汁一蚬壳，仰卧，随左右注鼻中。"一蚬壳萝卜汁具何时希先生说法约5mg。

② 萝卜即莱菔，做药用首见《名医别录》，言："主利五脏，益气。"现在也有"十月萝卜小人参"的说法。然考性味，其味辛甘，性温。辛味能行，《唐本草》说："散服及炮煮服食，大下气，消谷，去痰癖……"也就是说莱菔主要还是行气的作用，之所以言其可补，一者其味甘，有一定补性，再者依旧是体用的不同，因其能行气去腐，荡涤沉积，则正气易生。在实际应用中，如欲行则选辛辣味重者，可用生萝卜；如欲补当选辛少甘多者，可煮熟。行气为本，益气为用。知莱菔本性，其他的作用就很容易理解了，"治失音"必因痰嗽者；"止消

渴",必因痰湿阻络,津液不能上呈者。

③籽名莱菔子,可消食除胀,降气化痰;种子成熟后的老根,称地骷髅,仙人骨,可宣肺化痰,消食,利水退肿。

④《集成》引《洞微志》:显德中(公元954—959年),齐州有人病狂,每唱歌。后遇一道士,曰:此正犯大麦毒,按医经:"萝卜治面毒"。即以药兼萝卜食之。疾即愈。

《奇效良方》引:有人好食豆腐,因中其毒,医治不效。偶更医,医至途中,适见做豆腐之家夫妇相争,因问,云:妻误将萝卜汤置腐锅,今豆腐不成,盖豆腐畏萝卜也。医得其说,至病家,凡用汤使,俱用萝卜煎汤或调或咽,病者遂愈。

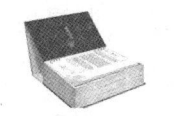

韭

有一人患胸痹证,心胸部位疼痛厉害,形如锥刺,不能俯仰。蜀地医生说:此证是胸府内有瘀血。用几斤生韭菜捣成汁让他喝,药后吐出很多瘀血,病愈。(《医说》引《名医别录》)

①《食疗本草》:心中急痛如锥刺,不得俯仰,自汗出或痛彻背上,不治或至死:生韭或根五斤(洗),捣汁。灌少许,即吐胸中恶血。《本草纲目》:"一叟病噎膈,食入即吐,胸中刺痛,或令取韭汁,入盐梅卤汁少许,细呷,得入渐加,忽吐稠涎数升而愈。此亦仲景治胸痹用薤白,皆取辛温能散胃脘痰饮恶血之义也。"《本经逢原》言:"韭,昔人言治噎膈,惟死血在胃者宜之。若胃虚而噎,勿用,恐致呕吐也。"古言心痛多是胃痛,从"吐恶血而愈"看,病位当在胃部或食道。

②韭菜子,功近根叶,更擅固精助阳。可治遗精、遗尿、白带过多。

③《古今医案按选》:清代金溪有一书商得噎膈证,向杨素圆求

方，考虑韭菜上的露水可以治疗噎口痢，告诉他或者可以用这个试试。患者自己也懂些医，听后非常高兴，就用千金苇茎汤加入韭菜露水，不拘时小量频服，几天后竟然治愈（医者意也，此之谓也。噎膈症饮食难下，用韭汁味重，恐难入口，用其露水则甘淡易入）。

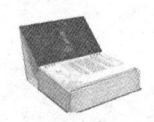

黄连治渴

明代南安太守，松江张汝弼，患消渴之证，且见尿中白浊，服用补肾药很长时间没有疗效。某日遇到一位道人，教他用酒蒸黄连做丸，用后病愈。（《名医类案》）

①《近效方》：治消渴能饮水，小便甜，有如脂麸片，日夜六七十起：冬瓜一枚，黄连十两。上截冬瓜头去穰，入黄连末，火中煨之，候黄连熟，布绞取汁。一服一大盏，日再服，但服两三枚瓜，以差为度。《本草纲目》：治消渴，用酒蒸黄连。《本草新编》：止吐利吞酸，善解口渴。《卫生宝鉴》：治消渴尿多，用黄连半斤，酒一斤浸，重汤内煮一伏时，取晒为末，水丸梧子大。每服五十丸，温水下。《经史证类政和本草》引《海上方》：偶于野人处得治消渴方，神验不可言。方用：麦冬、黄连捣丸，服白羊头汁。

②仝小林教授在治疗糖尿病中非常推崇黄连的作用，主张通过合理配伍可以用在糖尿病病程的各个阶段，并提出黄连用来降糖用量要大，"曾治一初发2型糖尿病，空腹血糖22mmol/L，餐后血糖34.99mmol/L，在未应用降糖西药的情况下，应用90g黄连治疗2周后，空腹血糖降至7mmol/L左右，餐后血糖降至9～12mmol/L。在应用大剂量黄连时，一般治疗周期为1～3个月，同时以生姜15～30g或干姜6～9g佐制黄连之苦寒，而血糖控制达标后，即将黄连减量，并改汤剂为丸、散剂，黄连每日用量仅1～3g。"中药的药理研究也证明黄连的主要成分有降糖作用。

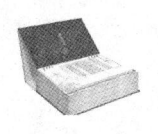

薏苡仁

辛弃疾从北方回来，到建康为官，突然得疝气，阴囊坠胀肿大如杯。有道人教他用东壁土炒薏苡仁成黄色，再用小火熬干，之后研粉，每次用无灰酒调药二钱口服，用后肿胀渐消而愈。后来有位叫程沙随的医生也得了这个病，辛弃疾告诉他这个方子，用后疗效也非常好。（《宦游纪闻》）

① 此例疝气当为水疝，是寒湿之气下注所致，用薏苡仁利水去湿，因其性微寒，故用无灰酒调。

② 《神农本草经》："味甘，微寒。""主筋急拘挛，不可屈伸，风湿痹，下气。"薏苡仁可清利体内湿气，味甘而具补性，《本草新编》："薏仁最善利水，不至损耗真阴之气，凡湿盛在下身者，最宜用之，视病之轻重，准用药之多寡，则阴阳不伤，而湿病易去。"因能祛邪而不伤正，在临床中可以有比较广泛的应用，比如癌症的治疗，单味治疗扁平疣、肺痈、肠痈、风湿痹症等。

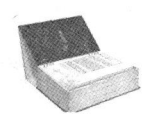

威灵仙

商州有人病手足不遂，不能走路已经有十多年，一些很不错的医生看过，用过很多办法都不能治愈。亲近的人把他安置在道旁，希望遇到可以救治的人。后来有一游僧路过告诉他：这个病一味药就可以治，只是不知道在当地是否有。因此派人到山中去寻，果然找到，原来就是威灵仙。让他如法服用，不多日竟然可以下地走路。（《医学纲目》）

① 《医学文献》引《闲处光阴》：一人足病不能行数十年，一僧教

服威灵仙，为末，每服二钱，酒调服，数日能步履。此用法或可做上例的参考。

②威灵仙，味辛，走窜，可通行十二经络，消郁结。《本草纲目》："威灵仙，气温，味微辛咸。辛泄气，咸泄水，故风湿痰饮之病，气壮者服之有捷效，其性大抵疏利，久服恐损真气，气弱者亦不可服之。"在此基本作用的基础上可以治痛风、顽痹、腰膝冷痛、脚气、疟疾、癥瘕积聚、破伤风、扁桃体炎、诸骨鲠咽。

［白　术］

第2讲　医案篇

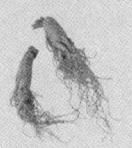

医案，顾名思义乃医者诊疗的记录，写法常严谨有序，文字多确切精练，理法方药贯穿一体。这里多是些常见病的诊治记录，读者可以效法，亦可从中借鉴治病的思路。每案如同美味小菜一碟，汇总即是一桌大餐盛宴，仔细品味，必有所得焉！

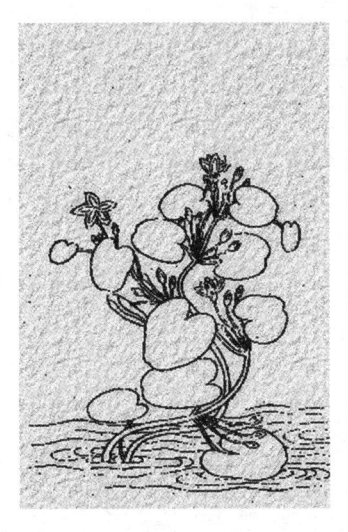

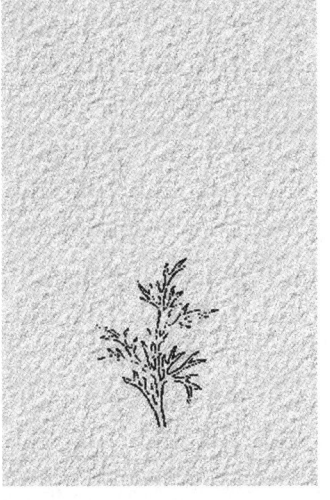

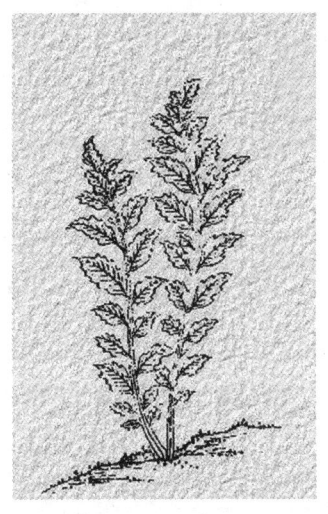

悬壶杂记

幼时除读书外，常侍诊于先君子左右，临证见习，学习脉诊，然后抄方。先君子教以病历书写格式：每病须记其姓名、性别、年龄、住址、诊病时间、舌脉症状、辨证、立法、方药、煎服等项内容。复诊时，除上述内容之外，还须记其服药疗效及药后反应，其效者作为经验摘存，无效或病情加重者，当查阅资料，或请教师友，务求不效之因。如此方有长进。弱冠后，余悬壶乡里，遵父训每病均记病历。临证或有所得、所悟，亦随记案后，久之，积案甚多。20世纪80年代初，余奉调外地，妻儿随往，病历杂记存放家中，或受潮霉烂，或鼠虫毁坏，甚为心痛，尚存数本，退休后仅据原稿，整理出数十则医案、杂录，名曰《悬壶杂记》。所记者，均系较为典型的病例，有的属临床很难一遇的罕见病，在后来几十年的临床中，未再遇见；有的确系疑难病证，证候错综复杂，书本上难寻具体答案；有的系因当年识短阅微，辨治中走过的弯路，均作了如实记录。这些现成的经验与阅历，实不忍让其丢弃。整理出来，或许对后辈们有所资鉴，有所启发，有所警示。选方用药，悉依原始模样。因系初涉医事，幼稚与谬误在所难免，阅者鉴之。悬壶者，行医之谓也，故曰《悬壶杂记》。

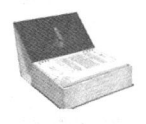

案一：交肠症

患儿，女，4个月，住赛龙公社一村。1967年8月10日就诊。

患儿系第二胎，于1967年4月16日足月顺产。数日后换襁褓时，偶见患儿尿窍有稀溏黄色粪便溢出，家人悉感惊异。后注意观察，每次换洗，褯布近前阴处，均留有黄色粪便，乃知是病，四处求医，不识此证。

8月10日经人介绍，求治于先父在中公，余随往焉。

观患儿面色微黄，肌肉松弛，大便每日四五次，每次大便均有少量稀便自尿窍溢出。前后所出粪便均为淡黄色，质地稀溏，解便时患儿无痛苦表情。平时小便稀少，色微黄而浑。食眠未见异常，舌质偏淡，苔白根厚，指纹沉滞微红。先父诊毕，谓余曰："此即古人所谓之交肠症也。"嘱拟五苓散加味治之。

> 处方：桂枝6g，白术6g，猪苓6g，茯苓6g，泽泻9g，黄芪9g，当归6g，蚕蛾6个。

水煎，频频与服。

8月12日二诊：上方服后，尿窍出粪减少，小便增多。效不更方，原方再进三剂。数月后患儿因感冒来诊，询其二便已各归其道。未再发生二便易位现象。

按：此例病案系录存先父在中公之治验，为余侍诊笔记。"交肠症"，即女子大小便易位而出，小儿交肠症临床上颇为罕见。先父认为致病之因，良由胎孕之际，母体感受湿热之邪，内传胎胞，蕴积日久，化热腐肉，破肠穿脬，故见大便从尿窍而出。五苓散利小便而实大便，大便实，自难漏入脬中，从尿窍而出了。加入当归、黄芪双补气血，以利肠脬破口生新，蚕蛾功擅敛疮生肌，与归、芪配合更能促使破损加速修复。全方标本兼治，故能收效迅速。

后读书渐多，果见古人书中有"交肠症"的记载，但所记者均是成年妇女的症治，其治法大同小异，录之以供参考。戴元礼《证治要诀·大小腑门》云："交肠之病，大小便易位而出，盖因气不循故道清浊混淆，宜五苓散、调气散各一钱，加阿胶末半钱，汤调服。"林佩琴《类证治裁·转胞交肠论治》云："交肠症，由于大小肠失于传送，致清浊混淆也。或因病后，因嗜酒，大便前出，小便后出。丹溪治一妇嗜酒，常痛饮，忽糟粕出前窍，溲尿出后窍，六脉沉涩，用四物汤加海金沙、木香、槟榔片、桃仁、木通，服愈。《回春》曰：一妇病愈后，前阴出屎，先服五苓散二剂，又用补中益气汤而愈，则此证唯妇人有之耳。"

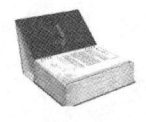

案二：气轮肿胀（白睛上浮）

杨某，5岁。住岳池县香山公社8大队。1969年8月初患目疾，初见双目微红涩痛，流泪多眵。患儿父母未予重视，二三日后，渐见双目白睛上突，高出黑珠许多，疼痛如刺，昼夜号哭。其父始觉严重，先后去区、县医院治疗十余日，疼痛稍缓，余症如故，乃带回家中，筹钱欲去重庆医治。适逢儿父感冒，迎余诊治，诊毕谈起患儿目疾，问可治否？余觉病属罕见，乃求一试。见患儿双目白睛上突，肉色白嫩晶莹，有饱含水液欲滴之态，黑睛凹陷其中，兑廓（目外眦）布有细小淡红血丝；不时流泪，内眦眼眵黏糊，眼眶及目珠胀痛，幸视力未损。切脉浮缓，舌淡苔白腻。诊毕，颇觉茫然，冥思苦想，乃忆陈达夫先生《中医眼科六经法要》，书中有用葶苈大枣泻肺汤治疗气轮肿胀的记载。因按方加桑白皮试服。

处方：葶苈子15g，大枣12g，桑白皮15g。

水煎，于饭后服之。

不意一服而胀痛渐已，尽剂白睛平复。自是，始深究此书，并遵陈氏理论，指导眼科临床，每多治验。

按：目之白睛属乎肺，乃肺之精气所结，肺主气，故白睛称为气轮。若肺经水、气郁结，上攻于目，不但气轮高出黑睛，亦致目中气血受阻，经气不利，而出现痛胀如刺。葶苈子开泄肺气，泻水逐饮；大枣甘温安中，且缓葶苈峻猛，使逐水而不伤正。桑白皮能"去肺中水"（《名医别录》），加入方中，以助葶苈泻水之力。药虽三味，却能切中病机，故能效如桴鼓。

附：《中医眼科六经法要·太阴目病举要篇》第八节原文："气轮突然肿胀，高出乌珠，痛胀欲裂者，宜葶苈大枣泻肺汤。"

葶苈大枣泻肺汤：葶苈子6g，大枣3枚。

论理释疑

此节证型，是说手太阴的里实郁结症状，不拘于肺是水郁，是气郁，均能使气轮肿胀，眼珠欲裂，故必用葶苈子、大枣以泻之。

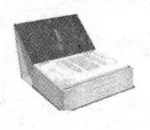

案三：鹤膝风案

周登兵者，合川码头人也。年甫十四，禀赋孱弱。隆冬之际，劳作于水田之中。次日即现双足跟肿痛，渐次加重，不能踩地。求医半年，病情日笃，形体日羸。1970年7月12日，其父兄肩舆来诊。

患者形容憔悴，面白无华，语言低微，双踵肿大如球，按之浮软如棉，踩地疼痛难忍。伴下肢痿软无力，胃纳呆滞，舌淡苔薄白，脉浮大而缓，重按无力。因思足踵乃肾经所主，昔贤论此，证有阴虚、阳虚之分，治有六味、八味之别。今观患者脉证，俱属肾阳亏虚之象，自当先温补下元、扶助阳气为要，遂疏八味丸加怀牛膝与服。2剂。

7月19日二诊：服上方（方中尚缺山茱萸）后，痛不减，肿未消，且见口渴、尿赤，但精神转佳，纳食有增，此乃阳气来复，脾气渐振之佳象。当益阴以配阳，拟上方减少桂、附用量，加玄参、白芍、续断、当归。3剂。

8月2日三诊：右踵见消肿，疼痛亦减，纳食甚香。二诊方去茯苓，加龟甲、杜仲、枸杞子。2剂。

8月12日四诊：双踵肿痛均已，而左膝又见肿痛，以内侧为甚，按之柔软灼热，屈膝或足方着于地，则膝痛加剧，可拄杖跛行十余步，但觉左足僵硬。此痰湿阻于膝之筋骨所致，恐成鹤膝风，则难治矣。权且用半夏、茯苓化痰；木瓜、防己、木通、薏苡仁利湿；杜仲、怀牛膝、续断、当归、龟甲、生地黄、知母、黄柏养肝肾，不知有效否。2剂。

8月23日五诊：服前方后，膝肿未见消退，且腿胫肌肉益见消瘦，此鹤膝风明矣。夫鹤膝风，乃外科至险难治之证。方书中论其病因，谓足三阴内亏，风寒湿邪外袭，阻滞于膝关节。论其治法，初以"五积"汗之，日久不愈以"十全大补"补之，然验之临床，收效均微。因忆清人鲍氏《验方新编》中有四神煎，以大剂黄芪补气，佐以解毒、祛痰、润筋之品，治疗此证，可谓独辟蹊径。近年来，亦有用该方治疗鹤膝风的报道，因疏四神煎原方与服。

> 处方：黄芪120g，远志45g，鲜石斛60g，川牛膝60g，忍冬藤120g。

3剂。用武火浓煎一碗，顿服，温覆取周身汗出，并忌风寒。外以白芥子研末，酒调敷患膝。俟其剧痛如灼时，方去之。

8月30日六诊：前日外包酒调白芥子末，约半日许，患膝剧痛难忍，乃去敷药，患处已起大小水疱10余粒。数日后，疱破水净，结痂而愈，膝肿渐退，疼痛亦减。续以原方酌加松节、萆薢、苍术。

10月4日七诊：上方共服4剂，膝肿全消，步履正常，以为痊愈，自行停药。时仅半个月，又渐见右踵水肿疼痛。此乃正气未复，寒湿未净，停药过早之故。仍用前法，酌增温肾除湿祛痰之品。

> 处方：黄芪120g，鲜石斛60g，怀牛膝60g，远志45g，忍冬藤120g，白术30g，鹿角霜30g，萆薢60g，白芥子24g。

嘱服10剂，病遂得痊。

2000年8月其亲戚来诊，谓周某病愈未再复发。今行走如常人，体亦较健云。

按：鹤膝风，又名膝游风、膝眼风。其病见膝关节肿大，股胫变细，形如鹤膝，故名鹤膝风。多因三阴亏损，经脉空虚，风寒湿邪乘虚外袭，凝滞下部而成。一般多出现在膝部，而本例患者，最初病变部位见于足跟。故一至三诊，均按肾之阴阳亏虚治疗。四诊时，踵消膝肿痛剧，鹤膝风已成，然按之柔软，乃三阴亏损之中，尚有痰湿滞阻，故尔以大补阴丸二陈合三妙散加味治疗。五诊时改为四神煎，用大剂黄芪峻补其气，托邪外出；远志，《神农本草经》谓其："补不足，除邪气，利九窍。"《滇南本草》认为：尚可"消痰涎。"石斛养阴，不但制大剂黄芪之过温而防其化火，且"能镇痰涎"（《本草纲目拾遗》）。牛膝补肝肾，强筋骨，且能引诸药下行而直达病所；忍冬藤解毒通络。七诊时加鹿角霜，温肾壮骨；萆薢搜风湿，补肾强筋。而以白芥子末酒调外包患处，直接拔寒湿毒邪外达。方药颇为对证，因而疗效尚属满意。

补白：1990年，余治一位段姓老妪，85岁，患鹤膝风半年余，肿痛不能行，每周去医院抽水数百毫升。8月12日，其子段某患"重感"，卧不能起，延余往诊，其母拄杖蹒跚来门前，见其行动十分不便。次日复诊，其子已能起床，诊毕，乃谈起其母之病，并让其卷上裤管露出右膝。见膝盖肿大如碗，股胫变细，膝部皮色光亮。两侧留有多处针刺瘢痕，按之柔软微痛。自云：若日久未抽膝中积液，膝中便觉灼热。

段某问："家母之膝肿能愈否？"余曰："此鹤膝风也，属外科难症。古人有一验方，专治此病，我曾用以治愈过几例。令慈不妨一试。"遂为开四神煎原方与服,亦获痊愈。

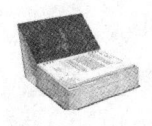

案四:肩痹证

余妇成英者,岳池县伏龙公社人也,年近五旬。患左肩痹痛宿恙有年,近数月来,病情日见加重,以致痛无休止。远近求医,中西迭进,历时半年余,病情渐臻重笃。自谓无愈期矣!

戊申(1968年)九月初,适余赴蓉进修反里,其弟成德,与余同村而居,闻吾归,来舍商治。余详其病情后,许之可愈。余妇遂于十月八日来其弟家,求余调治。自谓:左肩疼痛已久,初时遇寒则痛,近数月来痛无休止,且不能受丝毫之物所压,虽单衣轻巧之物触之,亦如百斤重担压肩,痛不可忍,是以虽天寒之日,亦不能使左肩着衣也。观其左肩下垂如废,左手凡举伸,外展后反,屈肘抬肩,均不可为。诸如梳头、穿衣、解衣,均需人助之。幸胃纳未衰。

诊得脉象沉缓,舌苔薄白,脉证合参,当属痹证,即今人所谓之肩周炎是也。夫痹证致病之因,盖由风寒湿三气杂至,客入筋骨肌肉,使经络痹阻,气血不通,而成斯疾,且有三痹、五痹之分。今观患者肩痛不移,遇寒痛甚,乃寒客筋骨之痛痹也。论治当温经散寒,祛风通络。惟其病经日久,取汤药、针灸并进之。

穴取:肩髃、肩井、臂臑、手三里、曲池均用补法,针后施以小炷艾条,每穴5~7壮。

> 处方:秦艽、续断、威灵仙、防风、五加皮、桂枝、海桐皮、姜黄、鹿角霜、松节、当归、南沙参、怀山药。

10月10日二诊:经前日针灸并汤药一剂,左肩疼痛稍减。知药已中病,效不更方,原方继进,仍于前穴增损针灸之。

10月12日三诊：肩痛大减，已可任衣服之压，然以手重按，仍觉疼痛。前方酌加牡丹皮活血消瘀，羌活祛风止痛，茯苓除湿健脾，豨莶草、忍冬藤、丝瓜藤疏经通络。针灸同前。

10月14日四诊：针灸、方药仍按三诊方。

10月16日五诊：肩痛已除，即使重物相加，亦不复痛矣。左手也可随意屈伸举展，活动自如。患者急于回家，求疏巩固之方。余宗前意。

> 处方：秦艽、防风、防己、威灵仙、五加皮、桂枝、姜黄、海桐皮、鹿角霜、松节、当归、白芍、乳香、没药、海风藤、川断肉、豨莶草、忍冬藤、丝瓜藤。嘱服3～5剂。

后数月，其邻人来诊，告谓：彼肩痛愈后，未再复发。并代致谢云云。

按：肩痹症又名肩凝症、漏肩风，西医名为肩周炎，属中医学"痹症"范畴，其致病者，多系素体偏虚，腠理不密，卫外不固之辈，体虚之人，一旦外感受风寒湿邪，则易使气血经络痹阻而疼痛，肌肉关节不利且僵滞。故方中以防风、秦艽、桂枝、海桐皮、五加皮祛风除湿，且桂枝配威灵仙温通经络；姜黄横行手臂引药直达病所，松节利关节，鹿角霜、川断肉、南沙参、当归、怀山药益气血壮筋骨。诸药合用共奏祛风通络，散寒止痛且壮筋骨的功效。针灸诸穴，亦有通经络、利筋骨的作用。针灸汤药合用，疗效更捷，故而多年宿恙，能在短期治愈。

若系寒邪凝固者可采用火疗法，其效立竿见影。轻者一次即愈，重者不过三四次。若系外伤所致者，可配合放血拔罐。

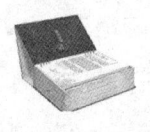

案五：小产血崩

唐某，赛龙公社龙口场人也，年四旬许。1970年仲春怀孕后，于某日耕作于农田，忽觉小腹剧烈疼痛。强忍回家，瞬间，前阴下血如注。连招数医救治，中西药迭进，针药并施，方于第三日出血渐缓，而漏下仍不间断。以致奄奄一息，危在顷刻，医皆诿为不治。亲友环视而泣，束手待毙耳。其弟兴全与余素善，4月3日邀余往诊。

登其堂，则亲朋数人，忙于后事矣。观病者面色苍白，双目紧闭，僵卧如尸然。扪其头额，汗凉肤冷，手足不温。切其脉，六部皆沉微欲绝。观唇舌淡白如纸，苔灰白而润。询其所苦，告谓："心悸不安，心慌无主，头脑昏晕，欲寐不寐，胃脘嘈杂，不知饥饿，不欲饮食，惟时欲少许热汤耳。"言语低微，断续费力。家人又谓："床榻稍有震动，即昏无知觉。出血仍时多时少。"据脉症分析，此气血暴脱，大有阴阳离绝之势，亟须大剂补气摄血、固护阴阳为要。方用圣愈汤合归脾汤加减。

> 处方：黄芪30g，党参15g，红参（另煎兑服）10g，熟地黄24g，当归15g，白芍15g，附子（先煎）15g，山药30g，白术15g，酸枣仁10g，远志10g，麦冬15g，阿胶（烊兑）15g，龙骨30g，牡蛎30g，炙甘草6g。

1剂，水煎频服。

4月5日二诊：服完一剂，漏血即止，心悸稍宁，头晕稍减，腹中知饥，每餐可进稀粥半碗许。可在床上缓慢翻身活动，夜能入睡二三小时，四肢转温。自云身热汗多，头部跳跃状头痛，口和，纳谷乏味。脉象稍显，仍觉无力，舌淡苔水黄。是气血稍复，胃气稍开，仍宜大剂补气养血，佐以安神宁心清肝之品。

> 处方：红参（另煎兑服）10g，黄芪30g，生地黄15g，白芍15g，当归15g，龙骨30g，牡蛎30g，柏子仁10g，远志10g，阿胶（烊兑）15g，党参15g，山药30g，栀子10g，黄芩10g，酸枣仁10g，炙甘草6g，浮小麦30g，大枣5枚。

1剂。

4月6日三诊：头痛稍见减轻，白天身热多汗，夜间热减汗少，心悸，乳房觉胀，脉搏较前有力。此兼肝阴不足，肝气不疏之故也。二诊方去栀子、黄芩、浮小麦，加熟地黄18g，茯苓10g，五味子6g，香附10g，附子（先煎）15g。

1剂。

4月8日四诊：心悸稍宁，头痛虽除，但畏风寒，须用巾帕紧裹护头。自觉脑中轰轰跳动。精神转佳，纳谷渐增，每餐可进稀粥碗许。昨日阴道又流少量淡血。切脉沉静不躁，舌淡少苔。此脾气未复，统摄无权故也。拟补中益气、固冲摄血法，用十全大补汤加味。

处方：党参15g，白术15g，酸枣仁10g，龙骨30g，牡蛎30g，海螵蛸30g，赤石脂30g，白芍10g，熟地黄15g，当归15g，山药30g，续断15g，黄芪30g，五味子6g，炙甘草6g，肉桂6g，阿胶（烊化兑服）15g，炒栀子10g，浮小麦30g。

2剂。

4月12日五诊：食量又增，但仍觉口中乏味，身汗已少，头汗如故，咽干鼻燥，起坐时头晕，时有心悸，漏下已止，偶有白带。仍守前法，加重益脾养胃之品，意在崇土建中，培其气血生化之源也。

处方：北沙参10g，苏条参10g，怀山药24g，酸枣仁10g，焦山楂10g，炒白扁豆10g，当归身10g，炙黄芪24g，杭白芍10g，大生地黄10g，生龙骨30g，生牡蛎30g，远志肉3g，天花粉10g，广玉竹10g，炙白术12g，云茯苓10g，炙甘草6g，化橘红10g，薏苡仁18g，焦谷芽10g。

2剂。

4月15日六诊：纳食、精神尚可，唯手足心发热。小腹时而胀痛起核，按之痛甚，得频放矢气后，则胀消、痛止、核散。恐小腹恶露未净，瘀阻于胞宫，则非但气血运行受阻，且新血亦难生矣。故于益气养血方中，佐以行瘀之品。

> 处方：圣愈汤加生山楂30g，延胡索10g，怀山药30g，白扁豆10g，酸枣仁10g，生龙骨30g，生牡蛎30g，薏苡仁18g，谷芽10g，玄参10g，冬瓜子12g，广藿香10g。

2剂。

4月19日七诊：腹痛连及小腹，按之益剧，是离经之血瘀阻胞宫明矣。近日大便秘结，乃阴液未复之故。起则头眩，动则心悸，咽干口燥，间有盗汗，皆系营阴不足所致。阴道淡血虽未净，但饮食增多，是无大碍。仍以益气养血为主，佐以滋阴润燥、行瘀止痛。

> 处方：圣愈汤加玄参10g，酸枣仁10g，远志10g，海螵蛸24g，茜草18g，肉苁蓉12g，火麻仁12g，山药24g，柏子仁10g，麦冬10g，陈皮10g，龙骨30g，延胡索10g，谷芽10g。

2剂。

4月22日八诊：服前方2剂，得下秽暗污血二三次，夹有血块及肉筋状物多块，腹胀痛顿减，此瘀滞已去，头微晕。培元生新为要。

上方加减，续进3剂。

4月28日九诊：病本渐愈，食眠二便正常，亦能自行起卧，然昨日起床梳头过久，以致冒风感邪，而现头晕重痛，发热，自汗恶风，纳谷减少，心中懊侬，舌苔薄白，脉浮而缓。夫大病初愈，卫气未复，最易冒风。在此本虚标急之际，不得不停服前药，改用调营卫、固肌表、宣膈热，解其新邪再议。

> 处方：桂枝10g，白芍10g，黄芪10g，白术12g，防风10g，栀子10g，淡豆豉10g，炙甘草6g，大枣3枚，生姜3片。

仿桂枝汤服法，温服须臾，进热粥一碗，以助胃气，温覆取微汗，并谨避风寒。汗后解表，仍以前药进之。

后以八珍汤增损，共进10余剂而愈。年余后又产一男，母婴均健。是年冬，家母诞辰，专来贺寿，并向家母致谢云。

按：四旬之妇，经产多胎，气血本虚，再次妊娠，而又藿藜糊口，日夜劳累，以致血虚胎养不济，气虚举胎乏力，因而稍有不慎，胎即殒落。气无摄血之力，而血暴下；血无载气之资而气暴脱。是以气息奄奄，漏下不止。前医专事止血，虽属"急则治标"，然忽视气能摄血之旨，而未用参芪补气以摄血，故而崩漏大下难止。初诊时因其气血欲脱，病情危急，虽血不能骤生，但气可速补，故以复方大剂，益气固脱，温阳摄血。方由圣愈汤为主，合以归脾、参附龙牡等方加减。一剂血止病减。此后或配以十全大补，或配以补中益气，随症加减，共进十余剂而获康复。

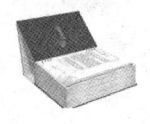

案六：麻疹逆证

案例一 杨某，邻人杨长银之小女也，甫3岁。1972年孟冬患麻疹，前医未识证候，着外感风寒，辛温解表，药后仍发热不解，神疲嗜睡，咳嗽不爽，时腹自泻，纳呆口渴。适值其家宰杀年猪，儿呼食肉，父母溺爱子女，尽情进食。是夜，高热渐起，时有谵语，烦啼声嘶。其父见病转笃，提灯邀余往诊。见患儿昏卧于床，扪其头身，果壮热灼手，肤燥无汗，然则四肢却欠温和。时而惊啼，时而谵语，时有龀齿，时呼饮水。然饮水多，尿少而黄。咳嗽喘促，鼻翼扇动，鼻龃时出。余持灯照之，头面胸背麻出紫黯，成斑成片，四肢腰腹，均未见及。唇焦口燥，舌绛红无津。指纹沉紫，直过气关。脉象沉疾。此麻疹误伤油腻，致使麻毒滞阻，不得外达，内陷心营，上炎于肺，而成麻疹肺炎也。法当气营两清、透疹达邪，以冀热退疹透，则诸症自平。

> 处方：石膏30g，知母9g，玄参9g，葛根12g，桑白皮9g，栀子9g，木通9g，杏仁6g，牛蒡子9g，天花粉9g，麦冬9g，金银花9g，紫雪丹（重1.5g，分3次兑服）1支。

水煎，每3小时温服一次。并避风，忌油腻。

越日二诊，其母谓：次晨身热渐减，午后斑退，疹子清晰红活，且腰腹四肢疹点透齐。咳稀喘平，白天神识较清，夜晚偶有谵语，时而扬手掷足，烦躁不安，舌仍绛红，但有津液，口渴不甚，脉数。前方切中病机，仍宗前法。

> 处方：犀角（代，磨汁兑服）适量，生地黄9g，石膏30g，知母9g，麦冬9g，金银花9g，玄参9g，板蓝根12g，甘草6g，陈仓米1把。

水煎温服。尽剂而愈。

案例二 周姓女孩，年未两岁，住合川新建公社枣梨坝，于1970年暮春患麻疹，护理不当，致麻毒内陷，疹出即隐，高热烦渴，咳嗽喘促。住某区医院治疗三日，非但未折病势，反有加重之虞，麻疹不得外出，高热持久不退，时有抽搐，咳嗽喘喝，鼻翼扇动，哭声嘶哑，无泪无涕，汗尿亦无，唇焦舌黑，枯裂棘手。医院劝其转县医院治疗。其祖母重男轻女，不愿继续为治，背回家中，与背篓同弃户外，待其自毙。孩母严某，见而悲痛欲绝，其娘家与余比邻，次日凌晨，急来求治。余悯而往诊，喜病儿命长，经宿未毙。查其病情如前，昏睡萎靡，时而惊哭数声，哭声嘶哑。皮肤干燥灼手，五液（泪、涕、汗、尿、口津）俱无，周身疹点全无，偶有抽搐，指纹青紫，透关射甲。此热毒炽盛，内扰血营之重证也。急当清热解毒，凉营透疹。即调服紫雪丹半支，以蜂蜜水灌下，旋疏人参白虎汤、清营汤加金银花、葛根、竹叶、蝉蜕等，煎汤频频与服。次日热减津回，咳稀喘平，麻疹亦透。后调理半个月而愈。此亦麻疹之险证也。

按：麻毒乃温热之邪，以外透为顺，内陷为逆。若麻疹期间，外感风寒，或内伤油腻，均碍麻毒外透，而使毒邪内陷心营，或内闭阻肺，出现高热神昏，咳嗽剧烈，抬肩喘息，鼻翼扇动，疹出即没，或见紫斑等麻疹重证。救逆之法，唯透营转气，凉血透疹。常用清营汤加减，热度重者可加犀角（代）、紫雪丹。麻疹未透齐者，宜加开表透疹药，如葛根、升麻、紫浮萍、蝉蜕等，可选一两味于方中，以利毒外透。

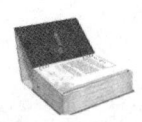

案七：疹后音喑

邻人唐某之稚子，年三岁余，1970年冬患麻疹，疹隐咳嗽仍剧。前医欲止咳而用二陈辈，一啜而喑哑。延余诊，余曰："必服辛燥之剂所致。"检其方，果用半夏、陈皮等品，遂疏清润生津、开提肺气之剂，一剂而音还咳止。

> **处方**：桔梗、玉竹、天花粉、葛根、蝉蜕、麦冬、桑白皮、芦根、马兜铃、黄芩。

先父在中公尝谓余曰："麻乃温邪，最易伤及肺胃之阴，麻后仍频咳不已，乃肺家余火未净，最忌辛燥止咳，当清润泻热为法。"前医未谙此理，误用二陈辈，故致患儿喑哑。余遵家训，投以清热润肺、开提肺气之品，则效如桴鼓。是知麻疹即便后期，亦当忌用辛燥，确系经验之谈。

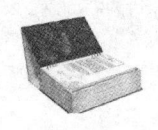

案八：麻疹再发

麻疹出后，便获终身免疫，此医家所素知也，然余却遇一例麻疹再出者。

赛龙场商人蔡某之稚子，年六岁，1973年夏天，现喷嚏流涕，眼泪盈眶。前医着暑热感冒治疗，热益剧，咳益频，饮水不休。6月11日，适赛龙逢场，余坐诊彼邻家，因求为诊视。见患儿高热烦渴，白睛淡红，眼含泪水，咳嗽不爽，头面胸背有稀疏红疹，因断为麻疹。其父母皆云："吾儿今春已过麻关，安有二次出疹之理？"为求诊断准确，又细查患儿口颊，口腔两侧均密布细小白点（麻疹出现前数日，患儿口颊两侧，多有细小白点密布，谓之"麻疹斑"）。遂谓："此麻疹无疑。"蔡某夫妇将信将疑。余谓："前次必疹出甚少，麻毒未透之故。"蔡妻然之。乃疏白虎合升麻葛根汤加紫背浮萍予服，并嘱避风忌油。次日全身疹点齐透，热退渴减，蔡某夫妇始信余言。麻疹二出，余平生之仅见也。附记于此，以备后学参考。

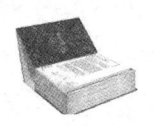

案九：温邪入营

张某，张君兴国之爱女也，年甫周岁。1974年仲春患温病，见发热、咳嗽、纳呆、口渴、腹泻等症。迎蒋先生志林诊治，先生见发热、纳呆、腹泻，按外感夹食治之，用柴平煎，两投未知。2月20日，余出诊过其门，见而邀诊。观其指纹紫滞，发热口渴，咳嗽不爽，呼吸气促，腹胀纳呆，下泻清水，日十余行，精神不振，昏昏思睡，舌红苔白厚。此因温邪阻于中上二焦之故也，治当宣上畅中。

> 处方：大黄、南沙参、法半夏、黄芩、枳壳、瓜壳仁、桑白皮、柴胡、石斛、焦三仙（焦山楂、焦神曲、焦麦芽）、蝉蜕、葛根、黄连、知母、杏仁、甘草、车前草。

2月22日二诊：诸症未减，且有加重之势，咳嗽不爽，喘促鼻扇，声音嘶哑，唇焦舌燥，口乏津液，苔转老黄，口渴引饮，身热灼手，腹部微胀，泄泻色青，尿少而黄，昏睡无神，指纹紫黑。此数日大泻耗劫阴津，大有亡阴之势。亟宜益气养阴、清肺凉营，小剂复方制之。

> 处方：高丽参（磨汁兑服）9g，羚羊角（代，磨汁兑服）9g，杏仁9g，黄连1.5g，木香3g，生地黄6g，牡丹皮6g，麦冬6g，玄参9g，乌梅6g，槟榔6g，前胡6g，法半夏6g，知母6g，桑白皮6g，瓜蒌壳6g，滑石9g，甘草3g，竹茹3g，紫雪丹（重1.5g，分4次兑服）1支。

浓煎，每2小时服一次，昼夜同。

2月23日三诊：药后得微汗，身热渐退，喘平咳嗽，泻下减为5次，精神有振，知饥寻乳，口渴稍减。药虽中病，气阴未复，仍守前法。

> 处方：红参（磨汁兑服）6g，羚羊角（代，磨汁兑服）6g，麦冬6g，北五味子10粒，僵蚕3g，玉竹6g，乌梅3g，黄连1.5g，杏仁6g，前胡6g，瓜蒌仁6g，竹叶3g，玄参6g，法半夏6g，牡丹皮3g，桑白皮3g，甘草3g，紫雪丹（2次兑服）半支。

2月24日四诊：诸症大减，精神转佳，唯咳嗽较前为剧，是病邪由营转气之佳象，但清气热可也。

处方：前胡6g，杏仁6g，射干6g，淡豆豉6g，法半夏6g，南沙参6g，牛蒡子6g，桑白皮6g，全瓜蒌6g，防风6g，黄连1.5g，木香3g，川贝母（研末兑服）3g，僵蚕3g。

2月25日五诊：声音恢复，泻止尿清，乳食增加，精神大振，咳嗽阵作，微渴，再养阴清气，宣肺止咳。

处方：法半夏6g，瓜蒌仁6g，知母6g，玄参6g，麦冬6g，黄芩6g，前胡6g，桑白皮6g，地骨皮6g，牛蒡子6g，石膏12g，射干6g，沙参6g，陈皮3g，黄连1.5g，款冬花6g，甘草3g，冬瓜子15g。

此方后，诸症俱除，乳食调养，旬日而康。

按：此病为风温热壅于肺兼协热下利。初诊时当大剂麻杏甘石汤合葛根芩连汤加减，方能扑其炎炎热毒。尽管一诊方中有芩连清肠、大黄通腑，然无石膏，肺热难清。无麻黄，邪难外透。上焦热势未能折伏，内可逆传心营，犹可下移大肠。下利既不得止，营阴、津液复受其伤，而致温病重证。二、三诊扶正（益气养阴）祛邪（清热凉营）并重。四、五诊以清气分余热为主，兼润肺止咳，益胃养阴。后之辨治得法，因得挽救误治。

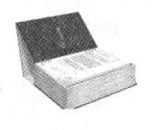

案十：风痱

李某，族侄富扬之岳丈也，年七十有七，素善啖而任劳。1974年农历七月二十四日，午饭后，伏案假寐，肘移身晃，摇摇欲坠地，其子忙扶于床榻。翁受惊而寤，则口不能言，足痿软不能动矣。前医乔某诊之，着外感论治，用荆防辈解表，两投均不效。

七月二十七日延余诊治。见翁仰卧于床，面色萎黄，口角流涎，神识恍惚，昏沉嗜睡，偶尔神清。语言謇涩，支支吾吾，似言头晕心慌。四肢痿软，不能动弹。三日来未进汤谷。诊得左脉弦滑，右脉弦长略数，舌边赤，苔粗白而欠润。此风痱也。《灵枢·热病篇》论风痱之状及预后云："痱之为病也，身无痛者，四肢不收，智乱不甚，其言微，知可治；甚则不能言，不可治也。"其致病之由，良由肾精亏竭，虚风上扰，气血上逆，痰随气升，阻塞清窍，乃成斯疾。治宗河间法，用地黄饮子加减。

> 处方：生地黄、肉苁蓉、茯苓、五味子、远志、麦冬、石斛、竹沥、薄荷、法半夏、化橘红、枳壳、川芎、龙骨、牡蛎、石菖蒲。

七月二十九日二诊：进河间法，神识渐清，纳食稍进，四肢已能活动，但不能起坐。脉弦长略数，舌赤苔黄根厚，于前法中佐祛风潜阳、调和肝脾之品。

> 处方：生地黄、白芍、钩藤、地龙、蒺藜、僵蚕、川芎、当归、石斛、山药、黄芩、法半夏、化橘红、龙骨、牡蛎、肉苁蓉、茯苓、五味子、远志、柏子仁、栀子仁。

上方2剂后即能起卧，四肢活动较为自如，语言较前清楚。饮食调理，旬日后，能外出行走。

按：风痱之病，乃因年老体衰，肝肾阴亏于下，肝阳偏亢于上，水不济火，相火内炽，火生风动，气血上逆，络破血溢，经脉阻滞，而出现肢体瘫痪。肾之经脉夹于舌本，肾虚精气不能上承，故音喑失语。地黄饮子滋肾阴，益肾阳，祛痰开窍。然患者舌红欠润，显系阴亏火旺之象，故于原方去桂附；加龙牡平肝潜阳，川芎活血兼行气，合二陈、竹沥化痰。一剂后肾水得升，痰浊得降。气血始畅，因而病情得以缓解。

二诊方中又加钩藤、地龙、蒺藜、僵蚕，以增强平肝息风之力；黄芩清肺化痰，且肃降肺金，而抑制过旺之肝木；栀子仁清心热，并能助柏子仁安神除烦。组方更切病机，因而数剂后即获康复。

学生问：先生，此例风痱可否以续命汤治之？答曰：续命汤系由麻黄汤合桂枝汤变化而成，常用于冬月感受外邪之"真中风"，本案发生在夏月，且无肢体拘急 而有"四肢痿软，不能动弹"，况前医用过解表之剂不应。我认为系"类中风"，故用河间法，而不用续命汤。

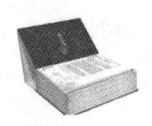

案十一：千锤膏愈流痰

罗某，罗君兴文之姊，年近五旬。1970年5月初，觉左肘关节处疼痛，渐致漫肿作胀，肿延臂腕，皮色不变。不久，右肘处亦如左手样肿痛。先后多处求医，半年间，遍访中西医药，内服外敷，而双肘臂肿胀益甚，肘关节处疼痛渐剧，且出现微紫微红。后请疡医唐某治疗，彼经治多日，肿痛依旧，以为脓成，排脓可愈。遂施刀镰，切口深达寸余，却无脓液流出，仅有少量淡血而已。又治月余，肿痛非但不除，且溃烂日增，黄水漫流，腥臭四溢。遂断之曰："必截肢方可愈。"患者闻而悲之，自念家因病贫，无力再医，坐以待毙耳。其弟兴元、兴文悯而助之，于1971年5月初，迎至彼家，商治于余。

观患者形体消瘦，面色萎黄，双肘臂肿大僵硬，皮色不变，双手均呈90度弯曲，不能伸举，亦不能屈收其肘。诸凡梳头、洗面皆弗能亲自操作，饮食需人哺之；穿衣则手不能着于袖内，只可披而扣之。两手溃处呈对称，皆在曲池穴处。每处溃烂大如杯许，疮口淡白，毫无脓浆，唯淡黄脂水时时溢出，疼痛日轻夜重。余历用除湿、和营、解毒、通络、祛瘀及大补气血之剂内服；外用红升、白降、大乘、海浮、白云诸丹，皆无功效。后忆文琢之先生曾授有千锤膏，方即鲜桑白皮（洗净切细）、鲜猪板油各等份，入铁钵内共捣千余下，药绒如泥，取贴疮口，纱布包扎。每日一换，现捣现用，谓能愈顽疡。为增强拔毒之力，余又加入蓖麻肉半份。遂按方合用，仅贴数次，疮口肉色渐红，肿痛渐消。未及月，两手溃疡均瘥。数月后，两手亦活动自如。

按：流痰又称骨痨，西医所称之骨结核，属本病范畴。考其致病之由，乃因气血亏虚，痰湿流于关节，瘀阻日久所致。初期治疗当服阳和汤，溃后大补气血，托毒生肌，可用人参养营汤、虎潜丸、败龟甲等。若疼痛甚者加骨痨散，每服2～3g。无论已溃未溃，均可运用千锤膏外贴。

桑白皮内服，功能泻肺平喘，利水消肿；外用则可行气散瘀，消痈排脓。蓖麻仁功擅拔毒，用于方中，能使胶结于筋骨肌肉之瘀毒脓水，尽可拔出。猪脂益气养阴，生肌敛皮。三药相伍，故能收到消肿定痛、拔毒祛腐之功效。

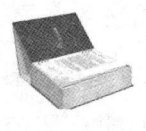

案十二：少林接指丹断指再植

李孩，年四岁，邻人之子。1969年8月24日上午，与邻孩玩弄柴刀，被邻孩误伤一刀，左手环指自背面斜向砍断，仅存掌面皮肤少许。其母当即背负至余家中，适当日赛龙逢场，余在街上坐诊，彼又赶赴街上求治。见患儿左手血迹甚多，环指中部向右方斜向砍断，创面整齐，断指掌面仅存皮肤约0.5cm长，皮连断指下垂。中、小指背面亦有右斜刀伤，即清除血污，并进行消毒，将两断端准确对合，用胶布条斜围一匝，竹片上下固定，外包纱布。当日回家后立即配制"少林接指丹"（苏木、降香、桂圆核、象皮、血竭等，先将前药共研极细末，血竭另研，然后混合均匀，贮瓶密闭备用）。次日换药时掺上，仍固定包扎。一直未用抗生素及内服药，局部无肿痛发热现象。一周后换药断指接合良好，创缘结血痂少许，断离端温和红润，无肿痛，但无知觉，一个月后，创口完全愈合，无明显痕迹。触觉、痛觉、冷热觉数月后方恢复。

按：此方为笔者外科业师文琢之先生所传。断指再植，需热接热合，断端准确复位，并加固定（能缝合最好），防其感染，断指多能再植。顺记于此。

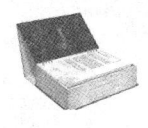

案十三：七旬老妇怀"六甲" 三钱川芎消"孕身"

赛龙公社顺良寨，严双合之内人黄氏，年近古稀，身体犹健，虽白发如霜，尚能里外操劳。1969年6月初，忽觉小腹渐大。初未介意，数月后腹大如鼓，且不时腹中窜动，有如胎动之感。若窜动过甚，则腹痛腰酸。求医数人，凡理气、止痛药物遍尝，皆不能止其疼痛，惟取艾叶煎汤煮鸡蛋服之，其痛方止。更有奇者，黄妪常出现如妊娠恶阻状，如晨起泛恶欲吐、偏嗜酸味，厌食、嗜睡无力，因而身体日消。夫妇却误为妊娠上身，老来得子，喜忧参半，遂逢人宣扬之。不数日，"某老妇七十怀孕"之说，迅播四方。余闻之颇觉其谬。

冬月初，余出诊合川码头，道遇严翁，询及此事。翁颔首然之。并申言谓："六月初某夜，老妻庭院乘凉，忽梦观音托一婴予之。惊喜而寤，觉有孕矣。"余更觉荒谬，因谓翁曰："年快七旬，经事早绝，何能孕育？此病也，非孕故。"翁不信。余曰："我有一方，一服腹便消。"公素知我术，乃请开方。遂疏川芎三钱，煎汤顿服。

越日，翁偕妪喜而踵门，告谓："先生药方真神，饮下须臾，腹中窜痛，已而汩汩有声，旋即矢气频传，腹胀随减，已软而可俯矣，因知是病，老朽膺服先生医术矣！昨日有某医来邻家治病，谓老妻所患，系是癌症，须开刀方可愈，因惧开刀，仍求先生开药治之。"余拟四物汤重用川芎，加枳壳、木香、香附、乌药以进，三剂后腹胀全消。一个月后康复如初。翁遂扬言"某某善治癌症"云云。实则气臌耳，若癌症，岂数剂所能愈耶？至此，益信川芎乃血中之气药。其行气之力不让诸香也。

077

按：此患者为一老妇，妇人以血为主，其腹部日大，无非气血水湿之郁滞。疏方不外行气活血利水诸品，因是道遇其夫，未曾亲见病人，不敢贸然投方，仅用一味既可行气又能活血之川芎，试探病情。《日华子本草》认为，川芎可治"一切风、一切气、一切虚损、一切血，补五劳，壮筋骨，调众脉，破癥结宿血，养新血……"所以当时就选用了川芎，给患者试探性服用。

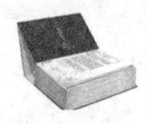

案十四：喉痧

表叔颇晓医理。乙卯初冬，其爱女方周岁，感邪发热，表叔注射解表针药，汗出热解。越二日，复高热烦渴，且周身布满红疹，经治不解，乃去罗渡医院住院治疗。院方诊为"猩红热"，经服药输液二日，高热未退，乃出院邀余诊视。

观其指纹沉紫，已透气关，周身疹点密布，殷殷色红，身热灼手，体温达41℃有余，烦啼不安，吮乳口烫，舌质红绛，苔黄而干，左咽红肿。综合分析当属热毒内甚，气营两燔。治当清气凉营、解毒利咽。

处方：石膏、知母、金银花、菊花、牛蒡子、射干、山豆根、竹叶、马勃、麦冬、赤芍、牡丹皮。

水煎频频与服。外用青黛散吹喉，每日三次。自晨至午，体温未降，乃加犀角磨汁兑服，至傍晚体温方降至40.4℃。此病重药轻，故体温羁留不退。当晚又于前方中去射干、山豆根、马勃加板蓝根、生地黄、连翘以增养阴解毒之力，浓煎，仍兑犀角磨汁，频服。次晨体温降至39.5℃。又加紫雪丹半支。分三次兑服。于是体温迅速至正常。红疹亦渐隐退。后以养阴清热去其余毒而愈。

按：喉痧，又名疫痧，烂喉丹痧。现代医学称之为猩红热。是一种极易传染的瘟疫。病起急速，初起邪在卫，恶寒发热，头疼身楚，烦闷呕恶，咽红肿痛，皮肤渐渐出现小红点，一二日后身热徒增，烦渴惊惕谵语，咽喉肿痛腐烂，丹痧全身密布。舌红绛生刺。则已气血两燔。本例患者，即是气营两燔证候。因用犀角地黄汤加清咽利喉之牛蒡子、射干、山豆根、马勃，清气解毒之石膏、金银花、连翘、菊花、板蓝根，并合用紫雪丹，方折气炎炎火势，可见其热毒之深。此例治法，与常规辨治，稍有异焉。

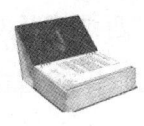

案十五：热极似寒

1965年初夏季节，族兄华高，病温六七日，发热不解，头痛身痛，不饥不食，口渴频饮，且须饮极烫之开水，稍温即不愿饮之。神识时清时昧，偶有谵语。泻下清水，日十余次，脉数，舌苔黄黑相间。初用清气凉营药，如犀角、生地黄、金银花、连翘、石膏、黄连、栀子等，病不减。夜晚又来招诊。细看脉滑数有力，胸腹灼热，而下肢却凉；腹部按之，硬块成串，重按呼痛；舌黑燥裂，扪之棘手；泻下虽水样粪便，然极其秽臭，虽然喜饮热汤，却是假寒。正应了《曹氏温病四字经》"舌黑枯裂，热汤反喜"的断言，并指出当"极下存阴，稍迟则死"的治则和预后。于是用大承气汤加黄连。

处方：大黄（开水泡）15g，芒硝（开水泡）15g，枳实15g，厚朴15g，黄连9g。

水煎后三味，兑入硝黄液与服。嘱其大便畅泻后，停兑硝黄液。

次晨专访，病情如故，而硝黄泡液已经兑服完，遂令其子去药店单购芒硝、大黄各30g，开水泡好加倍与服。下午又往探病，仍未解下干结燥屎。乃将前方硝、黄增至30g，再配一剂煎服。至午夜方解燥屎十余枚，热毒顿挫，口渴方止。诸症亦随之而解。

按：此为热结阳明之腑实证也，其口渴热饮，乃是热极似寒；泻下清水，乃是热结旁流；下肢不温，乃是热深厥深；均系假象。前数诊，误认为病邪已入营分，而用犀角、生地黄等清营凉血之品，以致病情不减。其实，气分证、营分证之区分，从舌上即可辨认，凡热邪入营，舌必绛红，舌苔渐少；舌上苔多者，必在气分。其次，气分证口渴引饮；营分证口不甚渴，或渴不多饮。此外，发热上亦有区分。可见当年临床经验之缺乏，以致绕路弯行。特记于此，以供后学鉴。

又按：《曹氏温病四字经》，为清代陕西渭南医师曹华峰所撰，言简意赅，切于实用。清末名医徐彦成评价此书：渭南曹华峰文选，尝取鞠通《条辨》各法，衍以四言韵语，附载诸方于后，名曰《治温提要》，极为简便。读吴氏书者，当以此为嚆矢也。《治温提要》即《曹氏温病四字经》。

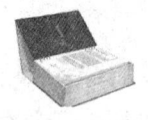

案十六：阴挺有虚有实

阴挺，即子宫脱垂。有虚有实，证之临床，因于虚者多，属于实者较少，是以医士治疗阴挺者，恒以益气升提之品投之。虚者自然奏效，实者病必加重。1969年5月，余治新民李某之妻，年未三旬，体颇丰腴。1968年6月，出现前阴作胀，如有物塞。一个月后，子宫脱出阴门寸余，先后在新民、罗渡、武胜等地医治，均按中气下陷投药。未建寸功。1969年端午，李某夫妻，同赴其亲戚家过节。与余比邻，因邀余商治。切脉弦滑有力，舌质红，苔黄根厚。自诉：子宫挺出阴门约二寸，为内裤擦伤，脂水终日淋漓，时作痒痛，常用桐叶垫衬，布带兜提，以减轻行动时宫肌擦痛，每日必换洗数次，方觉下部稍舒。伴白带增多，腰酸乏力，小腹作胀，口渴口苦，舌上黏腻，心中时而烦热。据脉症分析，当系肝经湿热下注所致，非中气下陷也。即用龙胆泻肝汤合二妙散加枳壳、升麻、龙骨、牡蛎与服。另用蛇床子、枳壳、棉花根煎汤熏洗。临卧再将还宫散（由甲鱼头、禹余粮、冰片等组成）撒布脱出之宫肌上，并用干净月经布兜提，令其上托入于阴户之内。药进一剂，宫即回入近半。上方加减，又进4剂，遂获痊愈。此阴挺之属实证者也。

《针灸验录11·阴挺》莫妇案，系阴挺之虚证，可互参。

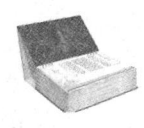

案十七：小儿痿证

师弟之子，甫5岁，1971年5月突患发热头痛，咳嗽咽痛，昏昏嗜睡，纳谷呆滞，时而呕吐腹泻。经治数日，诸症悉除，而现右下肢痿废矣。师弟仓皇无计，背负幼子至香山卫生院，寻求院内医生助其治疗。院长审视良久，捏脚按足，乃断为臀部注射时，针伤坐骨神经而致瘫也，并诿为不治。其余医生亦随声附和。师弟曾在区、县进修西医年余，臀部肌注之部位及操作，十分熟悉，因对其判断颇不认可。当即负儿来我家中，求为治疗。

脉之，浮细而缓，舌苔薄白，纳食尚可，二便正常，右下肢微软无力，掐之尚有痛觉，但不能活动。双脚比较，左温而肌肉结实；右凉而肌肉松弛。乃诊为"小儿痿症"，即现代医学之"小儿麻痹症"后遗症也。此症初期，极似风热感冒，每易误诊，俟发热身痛等症消除，则瘫痪已成，每使小儿致残终身。此儿即如是也，乃取针灸、汤药共用。为针患侧环跳、髀关、伏兔、梁丘、足三里、阳陵泉、解溪、殷门等穴位，每日1次，每次取3或4个穴位，上穴轮番针刺，平补平泻。内服取虎潜丸合当归四逆汤加减：龟甲、黄柏、知母、怀牛膝、当归、白芍、桂枝、北细辛、锁阳、申骨、木通、甘草。水煎温服，两日一剂。外用黑色鹅卵石（黑石英），打碎煎汤乘热熏洗患肢。以增强健筋骨之力。如此治疗10余日，便可站立，并可扶床缓慢移步。月余后已能独立行走，惟其遗留行走时，脚向外翻之弊。

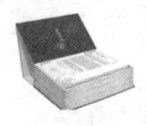

案十八：顽固头痛用药枕

同村有李姓妇，年30许。患头痛数年，多方医治，未获片功。1973年5月份求余为治。询其所苦，曰："头额胀痛连及巅顶，时重时轻。痛缓时饮食尚可，甚则纳谷不进，伴四肢倦怠，舌苔白厚，舌下青筋暴露。脉象细濡如丝。知是湿热所为，连疏清热、除湿、祛风诸品组方不效；又加益气健脾、活血祛瘀之剂，效仍不显"。乃谓曰："此正气亏虚，湿瘀交固，需费时日方能愈之，如此连年服药，家必负债，不如改用药枕，缓以图治，若何？"妇欣然应允。即为疏蚕沙2kg、干艾叶0.5kg、菊花、川芎、白芷、羌活、苍耳子各5两（当时16两为1斤）。诸药暴晒后共为粗末，与蚕沙和匀，装入双层布袋内，缝制成枕头。睡觉时药力缓慢释放，直达病所，而获治疗效果。数日后头痛减轻。月余其病若失。

又一药枕配方治头目眩晕：菊花1000g，川芎400g，牡丹皮200g，白芷200g。制法如上。加减：若体胖午后潮热者，牡丹皮加至300g，并加入荷叶（切碎）500g，若遇寒头痛者加细辛200g。

本方亦可用于高血压病、失眠、内耳眩晕等。

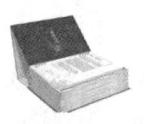

案十九：宿食久积

邻人何君本朴，其稚子年近5岁，患腹痛，时缓时剧，痛甚则腹泻清粪少许。月余来，纳谷不进，强与进饮食，则泛恶欲吐。多处治疗，病却日笃。1971年农历二月初六傍晚，余出诊归，道遇何君本朴，向余言及其子之病情，并邀往诊，遂往其家。见其子面黄肌瘦，精神萎顿，烦躁不安，咿呀啼哭。脉搏沉滞，舌苔白厚。其腹部扁平，重按脐周有硬块，儿亦呼痛云。乃曰："此宿食久积也。"何母闻言，当即质疑："此儿月余来，未曾如往常饱餐饮食，何伤食之有？"余坚信宿食久积为患。遂教何以手按其子腹部，申言："腹中硬块，系宿食久停而成燥屎所致"。其母又问："既为内阻燥屎，必得大便秘结，怎日泻数次耶？"答曰："此为燥屎旁流也。"并谓："此儿之积非近日所得，必一二个月前所致也。"至此何母始忆及：去岁腊月二十九日，与乃孙同往女婿家吃年饭，菜肴丰盛。其中油炸糯米团块，最投小孩胃口，饭前孩童们已相攀比食；午餐中，又有其他可口食物诱人，竟过其量。《黄帝内经》云："饮食自倍，肠胃乃伤。"况糯米之物，本难消化，又经油炸，更涩肠胃，安有不成积滞之理？至此，何母方信余言。

是夜，即令捡大黄30g，芒硝30g，枳实24g，厚朴30g，莱菔子15g，谷芽、麦芽各15g。除芒硝、大黄开水泡兑外，余药浓煎取汁，分次兑入硝黄水与服，得下硬结燥屎后，即去硝黄。

何君畏惧硝黄性猛，不敢与儿多服，至次日中午，药进三次，尚未泻下燥屎，乃疑方药有误，不欲再进，专来询余。余令放胆加入硝黄再服。果一服，至晚，连连泻下坚硬燥屎十余枚。腹痛遂已，思进饮食。后以香砂六君子调理而康。

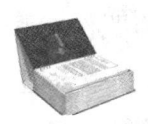

案二十：阳虚发热

案一 刘龙才，石匠刘兴正之次子，年甫6岁。1971年8月患湿热病，久治不愈，延至岁末，方得饮食渐增，精神稍振，始出户外与邻儿玩耍。次年正月初三，有邻人请刘石匠修斫石磨，儿与同往玩耍。中午，与父共餐于邻家。农村习俗，注重春节，油腻精美食物，悉留春节享用。儿患病后，医令禁食油腻，虽至今日，亦少进荤食。今做客邻家，见食物可口，未免开怀畅食。父碍情面，不好强制。是夜，儿发热，腹痛，吐泻交作。延医乔某，不细审病因，竟按感受风寒，止吐止泻投方。病非但不减，反有加重之势。父母见其病重，送至罗渡医院住院治疗。痛泻虽止，而元气大伤。自是身体日弱，感冒、伤食反复出现。回家调养。六月初，又因发热再次住院，输液热即退，停液热复作，以致每日输液不止。石匠见病无进展，家中经济，日见拮据，乃出院回家，另寻别路。

6月20日，迎余往诊，见其面浮苍白，身虽发热，扪之并不灼手，且下肢欠温。口渴频频热饮，饮不解渴，日饮开水四水瓶之多，饮后大汗淋漓。六月天气，本已炎热，尚用被盖，严护其身，畏风吹而紧闭门窗，终日卧床不起。纳谷呆滞，大便稀溏，脉浮大而数，重按无力，舌淡如纸。

综合脉症，乃内外阳虚之故。卫阳虚则汗多恶风；脾阳虚则纳谷便溏；肾阳虚不能蒸腾水津达于口腔，故口渴不止，虚阳上浮，则上热下寒。至于舌脉亦属阳虚。遂疏桂枝加附子汤加龙牡、白术。温脾肾和营固卫，一剂渴减汗少。后以真武汤合参芪等加减与服，其中附片、黄芪各用1kg有余，调理2个月有余，始得渐安。是年冬季，又令常以狗肉炖附片、黄芪、山药等食疗，扶其正气。因而才得康复如初。

案二 张某，年26岁，住新民公社堰塘屋基，与舅父雷远志隔壁而居。1977年腊月患"重感"，当地医治数日，头痛、身痛、发热不减。于腊月二十二抬往罗渡住院治疗，以求速愈，日输青霉素等药数瓶。至腊月二十八日，头身疼痛消除，而发热停药即作。眼看春节逼近，病虽未痊，但已减轻，遂于腊月二十八日抬回家中，过年后再图别治。当晚，远志舅父前去探视病人，荐余为治，病家欣然应允。次日，舅父专来吾家，延余往诊。余辞以年关繁忙，许以次年正月初二前往。

越日，即到1978年正月初二，病家恐余失言，又遣舅父来催。抵其家，先有赤医刘某者，已为疏方。因前日延余未往，即请赤医刘某诊视。服其方未见起色，刘亦关心其病，今早又来诊视，病家并未去配方。余阅其方，乃银翘白虎汤也。

入其室，见患者卧床不起，消瘦骨露，面色萎黄，目眶下陷，声低息微，切脉浮大而数，重按似有似无。舌淡稍胖，边有齿印，苔薄白腻。其母告谓：发热多日，夜间尤甚，口渴需热饮而量多。每夜汗出如雨，不但衣裤湿透，被子或翻盖，或更换二三次。虽身热汗出，却蒙头而卧。纳谷乏味，大便三四日一行，量少条细，溺黄而短。此因凉药久进（青霉素，味苦，性大寒。其性颇类石膏、黄连），阳气必受斫伐，以致外不能固摄肌表，而津液外泄；内不能气化水津，上达口腔，而口渴频饮；且阳虚火衰，脾土不温，是以纳谷乏味也。治当温阳固表，拟桂枝加附子汤加味。

> 处方：桂枝15g，白芍15g，附片15g，龙骨30g，牡蛎30g，白术15g，炙甘草10g，大枣10g，生姜10g。

取冷水两碗，浸泡10余分钟，文火煎约40分钟，取药汁半碗温服。2剂。

当天服药三次。是夜热退，汗大减，饮水亦少。

正月初三清晨，刘某又临病家，闻病人热退汗少，以为己功，高谈阔论，喜形于色。病家告以实情，哑言自愧。乃求睹吾方，见而叹曰："热药退热，未之闻也！"此日后舅父告知也。

后以十全大补汤加减，调补而愈。

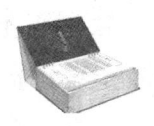

案二十一：臌胀

1969年4月初，治天台一文姓少女，年19，患脘腹胸胁作胀，在当地已治数月，腹胀不减。7日，其父兄肩舆来诊，初，余亦按肝郁气滞投方，用逍遥散加减，两进不效。三诊时，令其解衣视之，见其腹大如鼓，青筋暴露，叩之空空作响，按之不硬，腹胀连及两胁。动则气喘，饮食减少，食后胀甚，小便短黄，大便溏滞。脉弦而缓，舌苔薄白。乃诊为臌胀。臌胀为中医四大难证（中风、痨瘵、臌胀、噎膈）之一，清代名医陈修园，对此也只叹曰："单腹胀，实难除"，未出一方。因忆王香岩《医学体用》中，有治疗臌之方，与此例颇多相似，何不借以加减一试。

> 处方：党参9g，附片9g，吴茱萸3g，黄连6g，枳壳9g，苍术（米泔洗）9g，安桂3g，川楝子6g，茯苓12g，干姜6g，白芍9g，沉香3g，新会皮9g，麦芽9g，山楂9g，神曲9g。

不意一剂未尽，即见矢气频转，日泻极臭清粪甚多，腹始见软，纳谷有增。上方加减连进6剂，肿胀全消。劝其再继续服药3个月，其因家贫，治病已负重债，借贷实难，乃停药休息，饮食调养，恢复甚佳，遂下地干活。至次年农历六月，夏收过劳，腹胀又作。时"农合"方兴，诊病免费，药费低廉，遂委治"赤医"，服药数剂，日渐加重。又来求诊，见其腹大甚于昔日，乃告之已无回天之力。或谓：抽去腹水，肿胀即消。时赛龙仅张伯勋先生可操此术，遂抬至张先生家，放出腹水半盆许，腹胀顿消。家人喜出望外，抬回家中。爽快三日，腹胀如初。延续半个月而逝。

按：臌胀又称单腹胀，其证腹胀如鼓，青筋暴露，而头面四肢，多无水肿出现。详其病因莫不由肝气横逆，脾胃受伤，中焦运行无权，水谷湿浊化生痰饮。聚而不散，结于中焦，以致清阳不升，浊阴不降，相互结聚，牢固难破。正气日见其虚，病邪日见其实，因而补泻两难。唯有抑木培土，以运四旁，化浊消阴，以扶阳气。方以附子理中汤，温运中阳，安桂补命火生脾土；白芍抑肝和脾；连萸同用，有佐金平木之意；川楝子味苦主降，且疏肝气；沉香温肾纳气，且能泻下浊阴；茯苓运脾利湿，且益心气；焦三仙助运化食。组方甚合陈修园"中央健，四旁如""山风卦（调理肝脾），指南车"之治疗原则。

20世纪90年代以来，笔者曾治愈多例臌胀病，治案收入《重证治验录》，日后将陆续贴出，与师友共同探讨。

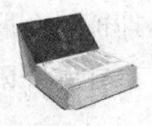

案二十二：胎死腹中察舌知

严某，邻居也。1975年时方23岁，农历五月时，已妊娠4个月，一日因感冒求诊。诊脉毕，察其舌，见一片乌暗，结合脉象，浮缓而涩，绝无滑脉出现。因忆《妇人大全良方·产难门》有：孕妇"面赤舌青细寻看，母活子死定应难"的记载。并释其原因："凡妊娠面色赤，是荣气流通，母活之候；舌上青色，是妊娠络绝，胎死之脉。"然余尚未经历，不知古人之言是否确实，遂询之："汝腹内胎儿，尚有动感乎？"彼默忆良久曰："近月来似无明显胎动之感。"余曰："恐胎儿已死腹中，速去医院做一检查，以便确诊。"彼闻余言，似信非信。次日感冒初愈，即去罗渡医院，一经检查，果如余言。住院数日引下死胎，皮色已乌。

此余仅遇之舌见青黑，胎儿已死腹中者。古人仅凭肉眼，便能诊断胎死腹中，而今尚需先进仪器方能诊断清楚（有时仪器也未必能诊断明白）。足见古人经验准确无误，时至今日，亦颇适用，岂可弃之？

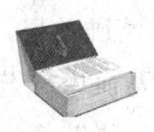

案二十三：一贯煎治疗腹痛

赵姓妇，体素清瘦。年15岁许字乔某，未及三旬，已产六子，以致身体羸弱，常多病痛，1970年4月份患腹痛，中西迭进，疼痛时轻时重，延至10月份，终不得愈。10月5日腹痛又剧，其夫迎余诊视，见其消瘦如柴，其痛自心下达小腹，按之腹软不硬，痛亦不减。平时隐痛可忍，发病时疼痛剧烈，攻冲走窜，连及两胁，痛甚则呕吐酸苦水，伴口苦而渴，食欲稀粥而量少。大便数日一行，偏于干燥。舌红瘦而少苔，脉象细弦而数。检阅所服之方，或疏肝行气，或辛香理气，或活血通络，或清热通下，五花八门，皆未中的。此因身体素弱，又生育过多，以致肝肾阴亏。盖肝体阴而用阳。性喜条达而恶抑郁。今肝肾阴亏，肝失所养，疏泄失常，横逆犯胃，故腹痛不休也。治宜滋肝阴，疏肝气，养脾胃。方用一贯煎合百合乌药散加减。

> 处方：生地黄15g，白芍15g，沙参9g，麦冬9g，当归9g，枸杞子9g，川楝子6g，百合15g，乌药6g，谷麦芽各9g，佛手6g。水煎温服。仅一剂，数月腹痛便止。

此后每有复发，照方配服，腹痛便止。其夫遂将此方珍而藏之，以备急用。

一贯煎，为清代名医魏玉璜所创制，载《柳洲医话》中。方由北沙参、麦冬、地黄、当归、枸杞子、川楝子组成。原文谓：可统治胁痛、吞、酸、吐、酸、疝瘕，一切肝病。

细究魏氏组方，乃以脏腑生克关系，作为遣药立法的依据。本方主治为肝病，盖肝母肾也，滋水即能生木，且柔其刚悍之性，故以地黄、枸杞子滋水益肾为君。肺主一身之气，肺气清肃，则治节有权，诸脏皆滋其灌溉，且养金即能制木，以平肝木横逆之威；胃为阳土，受制于木，若中土健旺，则不受木侮，故以沙参、麦冬清肺益胃，二者为臣。当归入肝，补血活血，其味辛香，善于走散，乃血中气药，故用以为佐。川楝子泄肝通络，条达气机，故用以为佐。诸药合用，为滋水涵木，疏土养金的良方。故一直被后世推崇和运用。

[唐伟华（渠江愚翁）]

哮喘病治验两则

古有"内不治喘，外不治癣"之说，对于牛皮癣的治疗，我尚缺乏足够的临床经验，故不多论述。而对于哮喘病的治疗，近来由于连续治验两例多年来久治不愈的患者，大大增加了我对此病的治疗信心。对于此病的传统疗法非常丰富，但效果却难如人愿。中药治疗多分为虚实两大类，另外还有一种上实下虚型。常用方剂有三子养亲汤、定喘汤、麻杏石甘汤、桂枝加杏子厚朴汤、小青龙汤、麻黄射干汤，还有一些补气、补肾纳气的方子，不再细述。然而，方药虽多，有效者却寥寥。以前，我也曾遇到过哮喘患者，几乎皆以治无疗效而告终。近两年来，随着我对胡希恕老中医临床经验学习的深入，对哮喘病也有了新的认识，全面吸取了胡老对于此病的研究和治疗经验，临床上果然取得了理想的疗效。

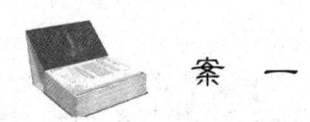

案 一

张某，女，63岁。得哮喘病10余年，其间屡次住院，耗资无数，但皆无疗效。近两年来，依赖一种针剂维持，渐渐也致无效。在束手无策之际，抱着试一试的心理，来到我的门诊就诊。刻诊：呼吸困难，憋闷，走路几十米就需要休息，否则就喘不过气来。夜间不能平躺，否则憋闷难受，不能适应。没有食欲，只进点儿流食。自忖命不久矣，未曾开口，泪已先流。脉象弦滑有力，口干、口苦、咽干。诊断为大柴胡汤合半夏厚朴汤证。

> 处方：柴胡30g，黄芩15g，半夏20g，炒枳实15g，白芍10g，大黄（后下）15g，厚朴20g，茯苓15g，紫苏子15g，杏仁10g，莱菔子15g，白芥子10g，生石膏90g，生姜3片，大枣6枚。

5剂。

二诊：喘闷稍轻。效不更方，继服5剂。

三诊：继续减轻，走路百米亦无甚不适，饮食稍下。继服5剂。

四诊：症状大减，夜间已能平卧。继服5剂。

五诊：基本无症状。再服5剂，以巩固疗效。

半年后，因与其夫吵架又犯，依旧服用前方，半个月后诸证又皆消失。

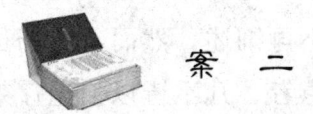

案 二

李某，女，58岁。以哮喘憋闷多年前来就诊。症见：喘闷憋气，呼吸不畅，失眠多梦，怕热，经常烘然汗出。常年服用激素，已成为典型的激素脸。脉象弦滑有力。心下按之硬满疼痛。诊为：少阳阳明合病兼痰湿。

> 处方：柴胡30g，黄芩15g，半夏20g，炒枳实15g，白芍10g，大黄（后下）15g，厚朴20g，茯苓15g，紫苏子15g，杏仁10g，竹茹10g，远志10g，胆南星10g，陈皮15g，合欢花30g，合欢皮30g，生石膏90g。

5剂。

二诊：诸症稍减。继服5剂。

三诊：喘憋好转稍微明显。继服5剂。

四诊：病好一半。汗出亦少，睡眠亦好转。继服5剂。

五诊：病情基本控制。继服5剂，以资疗效。

此两例患者的治愈，大大提高了我对《伤寒论》深入研究的信心，特写下来，以飨诸位同道，望有遇此疾患者，在不能明确辨证为其他证型的情况下，可放心一用。

同时，此两例患者的治愈，还加深了我对《伤寒论》的思考。

① 《伤寒论》中明确把疾病分为六种，即太阳病、少阳病、阳明病、太阴病、少阴病、厥阴病，而没有涉及完整的脏腑经络理论，用脏腑经络理论来解释《伤寒论》是后人强加上的东西，是想当然。《伤寒论》本来是很朴素，很实用的医学著作，至简至易，应用广泛，结果，被后人的画蛇添足搞得迷雾重重。

② 《伤寒论》也可以按胡希恕胡老的病位理论来解释。也可以用阴病阳病，阴病又分为三阴病，阳病又分为三阳病的理论来阐明。总之，二者是不可分的东西。表里之中也有阴阳，阴阳之中也有表里。

③ 仲景之书，皆以某某病脉证并治为名，反映出了仲景治病，辨病、辨脉、辨证、辨治并重的思路，四者互相联系，不可偏废。

④ 读《伤寒论》应还原其本来的面目，不要那些附加上的东西，太阳病就是太阳病，少阳病就是少阳病，阳明病就是阳明病，太阴病就是太阴病，少阴病就是少阴病，厥阴病就是厥阴病，不要非具体到哪一脏哪一腑，只有这样，《伤寒论》才能从桎梏中被解脱出来，释放出它应有的伟大的光芒，否则，《伤寒论》只会是走向绝境。

⑤ 以以上两例哮喘患者为例，如果仅仅执着于肺、大肠、肾、脾等脏腑的虚实寒热，和痰湿瘀血等因素，恐怕怎么也不会辨出少阳阳明合病来，那么，治疗效果当然也就随风而逝了。

[李盼广（平凡中医）]

乳腺增生四案

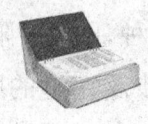

乳腺增生案一

赵某，女，32岁，2010年5月17日，因乳腺增生就诊。刻见：乳房通向腋窝之间用手按压，有杏核大小疙瘩两枚，平时亦疼痛，经期前或生气后加重，二便正常。舌体稍胖，质红，脉滑数。诊断：肝郁气滞，痰火瘀血凝结。治宜：疏肝理气，活血散瘀，化痰清火，软坚散结。处方：自拟乳腺增生方加味。

> 处方：柴胡6g，香附10g，浙贝母15g，牡蛎24g，僵蚕10g，露蜂房9g，海藻15g，生甘草15g，白芥子9g，郁金10g，莪术15g，全蝎3只，大蜈蚣3条，半夏10g，茯苓10g，陈皮10g，石菖蒲10g，红花10g，桃仁10g，黄连6g。

3剂，水煎服。另：全蝎、蜈蚣研末吞服，每日3次，每次各一。

服后自觉痛轻，疙瘩变软，又服至半个月，芥蒂全消，无任何症状，痊愈。

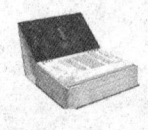

乳腺增生案二

张某，女，27岁，2010年6月9日因乳腺增生就诊。刻见：用手按压乳房通向腋窝之间有黄豆粒大小疙瘩，疼痛，经前期生气后加重，有时腰酸腰痛，舌可，无甚异常，脉弦，左尺细小。诊断：肝郁气滞，痰瘀凝结，肾阴不足。治宜：疏肝理气，活血化痰，软坚散结，滋补肾阴。处方：自拟乳腺增生方加味。

> 处方：柴胡6g，香附10g，浙贝母15g，牡蛎24g，僵蚕10g，露蜂房9g，海藻15g，生甘草15g，白芥子9g，郁金10g，莪术15g，全蝎3只，大蜈蚣3条，枸杞子20g，红花10g，桃仁10g，川芎6g。

3剂，水煎服。另：全蝎、蜈蚣研末吞服，每日3次，每次各一。服后症轻，继服7剂，痊愈。

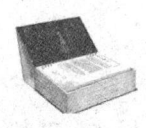

乳腺增生案三

王某，女，56岁，2009年4月8日，因乳腺增生治疗多时无效就诊。刻见：用手按摩乳房近中央部有鸡蛋大小疙瘩，劳累生气后疼痛难忍，平时疲乏无力，畏寒怕冷，腰膝酸痛，不敢食凉，大便日3或4次。舌质淡白，有瘀斑，脉沉细无力。诊断：肝郁气滞，痰瘀互结，脾肾阳虚。治宜：疏肝解郁，化痰活血，软坚散结，温补脾肾。处方：自拟乳腺增生方去浙贝母加味。

> 处方：柴胡6g，香附10g，牡蛎24g，僵蚕10g，露蜂房9g，海藻15g，生甘草15g，白芥子9g，郁金10g，莪术15g，全蝎3只，大蜈蚣3条，党参15g，炒白术15g，干姜15g，制附子（先煎）10g，补骨脂15g，川续断15g，淫羊藿15g，红花10g，桃仁10g。

3剂，水煎服。另：全蝎、蜈蚣研末吞服，每日3次，每次各一。

服后见轻，后因效不明显，制附子加至30g，效大显，服至20剂时，鸡蛋大增生明显变软变薄，惜农村人挣钱不易，见病大见轻，心痛花钱，不再治疗。

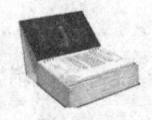

乳腺增生案四

孙某，女，51岁，2009年11月2日，因乳腺增生就诊。刻见：乳房中央部右手按压有核桃大一疙瘩，接近乳头处溃破一小孔，向外流入白色脓水，秽臭。平日易怒，疲乏无力明显，食后腹胀，便溏。舌质稍淡，脉弦偏细。诊断：肝郁气滞，痰瘀互结，中气不足。治宜：疏肝解郁，化痰活血，软坚散结，补中益气。处方：自拟乳腺增生方加补中益气汤加减。

> 处方：柴胡6g，香附10g，浙贝母15g，牡蛎24g，僵蚕10g，露蜂房9g，海藻15g，生甘草15g，白芥子9g，郁金10g，莪术15g，全蝎3只，大蜈蚣3条，黄芪30g，党参15g，炒白术15g，升麻3g。

3剂，水煎服。另：全蝎、蜈蚣研末吞服，每日三次，每次各一。

服后稍轻，继服7剂，脓水渐少，又服至一个月痊愈。

按：乳腺增生自拟方乃我2007下半年在石家庄中医学院学习时，结合李可老中医和朱良春老中医治疗乳腺增生的经验和合而成的。自成方之后，应用修改多次，时经一年多渐成今天的样子。

> 处方：柴胡6g，香附10g，浙贝母15g，牡蛎24g，僵蚕10g，露蜂房9g，海藻15g，生甘草15g，白芥子9g，郁金10g，莪术15g，全蝎3只，大蜈蚣3条。

然后，随辨证论治而加减。

自2009年此方成形以来，用之屡屡，获效无数，可谓屡试不爽者也。

组方原则是按照乳腺增生的基本病机：肝郁气滞，痰瘀互结来选择药物的。其中，海藻甘草的相反配伍，疗效卓著，已被临床所证实，许多老中医都已如此应用多年，无不良反应发生，更无中毒现象产生，望应用者切莫狐疑。

第三案，因加用制附子而去掉浙贝母，是因为无此用药经验而小心行事。有此经验的同行网友，多指点。

[李盼广（平凡中医）]

消渴证

某男，8岁，住界湖，2014年5月4日初诊。

病状：因外感咳喘而用静脉滴注，三天后发生日夜口渴多饮，多尿，只夜间就有五六次，量多。医院检查，没能查出原因，主治医生劝其到临沂诊疗，家长惶恐不安，来诊。脉舌也不见异常，按症状论治。

初步诊断：中医：消渴（上消）。西医：尿崩症。

> 处方：石膏30g，知母10g，甘草10g，粳米15g，人参15g，地榆15g。

3剂。

5月6日复诊：3剂服完，口渴多饮见轻，夜间多尿减为二次。有咳嗽，加杏仁。

> 处方：石膏30g，知母10g，甘草10g，粳米15g，人参15g，地榆15g，杏仁10g。

效果：凡三诊，共9剂而愈。

石膏是白虎汤的主药，给人的印象是治阳明经大热之方，其实古人治消渴之上消主方的首选就是人参白虎汤，有无发热的症状并不重要，重要的是要有"烦渴"的症状。《药徵》说："（石膏）主治烦渴也，旁治谵语、烦躁、身热。"《名医别录》言："石膏性大寒，自后医者怖之，遂至于置而不用焉。"仲景氏举白虎汤之证曰："无大热。"越婢汤之证亦云，而二方主用石膏，然则仲景氏之用药，不以其性之寒热也，可以见已。余也笃信而好古，于是乎为渴家而无热者，投以石膏之剂，病已而未见其害也。方炎暑之时，有患大渴引饮而渴不止者，则使其服石膏末，烦渴顿止，而不复见其害也。石膏之治渴而不足怖也，斯可以知矣。

前年的夏季，炎热难耐，我也突患烦渴症，只觉心中烦躁闷热（体温不高），频喝冷开水也不能解。想起《药徵》的论述，急取生石膏末一味煎沸（一日用100g），连饮二日，烦渴顿除。也没有任何不适的感觉。得此经验，后凡遇此症，便以此法应之，几无不愈者。以此证之，东洞氏之论，乃亲治体验，不容忽视者也。

提到消渴，往往又使人联想到西医诊断的糖尿病。此类方剂能不能用来治糖尿病呢？答案是肯定的。但也必须按照中医的辨证方法，以"烦渴，多饮"为主证的方能收到好的效果。

方中加地榆是因为以前看了《黄河医话》张奎选先生写的《地榆与尿崩症》一文，这里把原文附录于下，以便观览。

地榆与尿崩症

张奎选

壬申夏日，探亲欢聚乡里。同乡杨某，述及他患尿崩症。经各大医院治疗，花了很多钱，却终未治愈。后偶遇一老妪，授验方。即地榆不拘量，洗净煎水，渴即饮此药水，不拘量。如此经4～5天，小便次数减少，渴也减轻。继续饮用5天，口不渴，小便亦正常。乡间满地地榆，没花一分钱病愈。

地榆是一凉血止血药。《雷公炮制药性赋》记载："地榆疗崩漏，止血止痢"。阅各家本草，均未见治消渴、缩尿崩的记载。此实践说明广大群众中有丰富的用药经验，应当发掘。辨证分析此例，也颇有医理。地榆味苦、性微寒，能清热凉血。因此，对火热怫郁的尿崩症，用渴而即饮，频频给药的方法，取其力专而持续，不断以解怫郁的火热之邪，药性缓而持久，与仲景大剂量用药浓煎分次服、治重证的方法同理。这种以柔克刚的给药方法，临床多建奇功。

郭按： 我在临床治病，地榆常用，可谓情有独钟。地榆论药似属平常，然论治病，往往其功甚伟。于上所论，可见一斑。回忆多年前，我在八家子医院，有一老年妇女，额头上长了两个如草莓状的"瘤"，大者有1cm，小者半之。颜色也如草莓般鲜红色，痛而且痒。我也不能诊断其确为何病？即用清热解毒的中药与服，不效。又加用抗生素和激素静脉滴注，不但不效，且有扩大的趋势。我心中正急躁，突然患者多日不来。同事有与其住邻居者和我说，患者去找一个朝鲜族老太太，只用一种草药煎洗治疗，所以不来。当时我甚不以为然，谁知后来竟然用这么简单的方法治愈。同事说老太太是上山去刨的药，不知是什么？

我费了这么大劲而不能治愈，人家只用外用的药洗洗就好了，这真的让我愧疚。然而老太太的方子保密，虽欲知而不得，心中十分茫然。

时过约半年，同事拿一截草茎给我辨认，我说这是地榆。同事说，最近又有一人患这种皮肤病，朝鲜族老太太给的药中没有择干净，遗留下了这半截。

那此法古人有无记载呢？查了一下《本草纲目》发现有记载："小儿面疮，焮赤肿痛。地榆八两。水一斗，煎五升，温洗之"（《卫生总微论方》）。代指肿痛："地榆煮汁渍之，半日愈"（《千金翼》）。

可见古人的经验，被我们忽略的东西太多了。

［郭永来］

"白血病"案

李某，男，55岁，2006年9月20日诊。

2006年9月1日在山大二附院骨穿诊断为"慢性粒细胞性白血病"。患者身乏体亏，腰膝酸软，夜梦多，四肢发凉，懒言，面色㿠白，脉沉迟。

治则：补益气血，滋阴扶阳，健脾理气。

> 处方：党参15g，黄芪15g，白芍10g，白术10g，云茯苓10g，何首乌15g，女贞子20g，淫羊藿15g，巴戟天30g，牡丹皮15g，墨旱莲30g，白花蛇舌草30g，青黛（兑服）6g，当归15g，生地黄15g，枳壳10g，郁金10g，鸡内金20g，砂仁10g，三仙各15g，水煎服，每日分三次服。

患者服药3个月，效果良好，化验结果正常，自己感觉如常人。

2006年12月9日：上方去三仙，加木香15g，肉桂10g，附子6g。

2006年12月26日：上方去牡丹皮、枳壳、淫羊藿，加半枝莲、山慈菇、红花、补骨脂共为末，改散剂服用。

随访：患者至今如健康如常人。

按：白血病初以驱毒为主，病情稳定后以扶阳为主，再兼以其他（辨证论治），再生障碍性贫血则以后者为主。

[孙明辉]

子夜寒热案

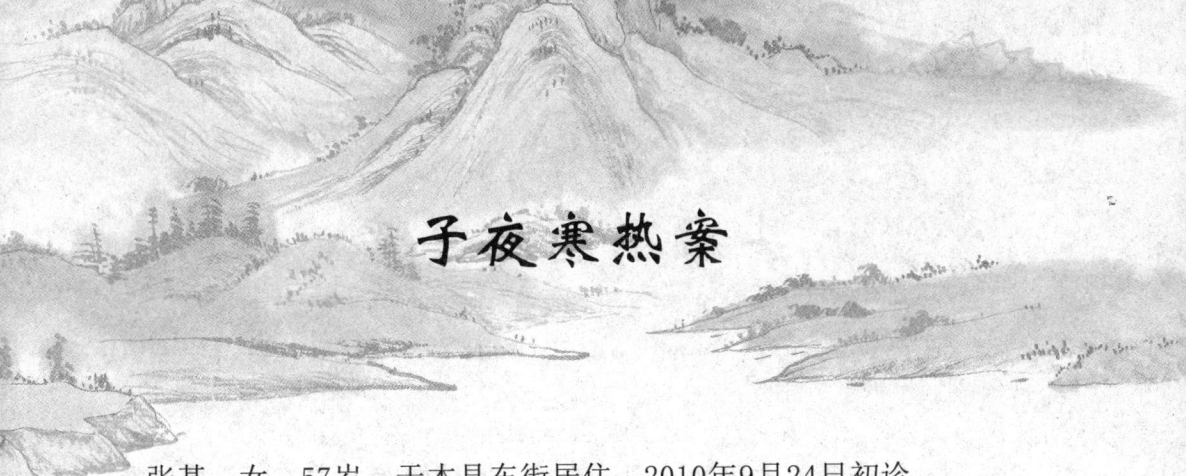

张某，女，57岁，于本县东街居住，2010年9月24日初诊。

主诉：近日每逢夜睡一觉醒后（大约子时），始感寒栗复烘热，伴颈项肩背疼痛不适。素日多自汗出。舌淡苔白，脉沉细。

> 处方：桂枝6g，炒白芍6g，炙甘草5g，葛根12g，龙骨（打碎先煎）24g，山茱萸12g，砂仁（后下）6g，茯神10g，生姜2片，大枣两枚。

2剂，水煎服。

10月14日来告，上药一剂知，二剂已。

［石宝宝（却波渔翁）］

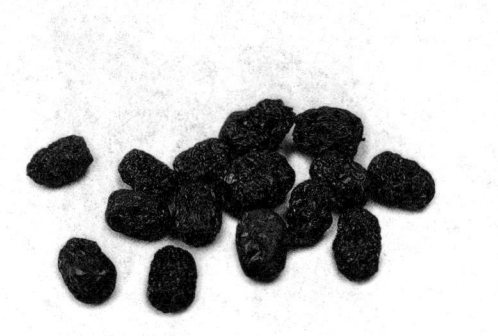

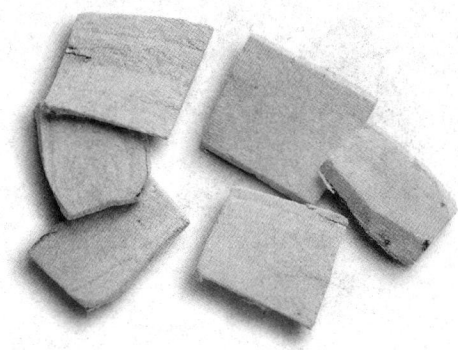

头痛不能嬉笑案

一日,一中年妇女来诊。曰:头痛,不能嬉笑,大笑则头痛如裂,需休息一晚方解。腰痛不耐劳作,食欲欠佳,月经先少后多,一般10天左右(尤其这时头痛难忍)。舌体胖大苔薄腻,脉象寸扪,关尺几乎摸不到。

余曰:此乃气血亏虚之症。心主血脉,喜则心气涣散而不收,无力推动血脉则头痛,气虚而不摄血则月经久而不净,又舌为心之苗,气血亏虚则苗失所养而虚胖。急则治其标,用药:黄芪30g,当归10g,龙眼肉30g,炙甘草15g。4剂。

服后复诊曰:笑则头已不痛,随改用归脾汤调服半个月余而痊愈。

[瞿社锋(浥晨123)]

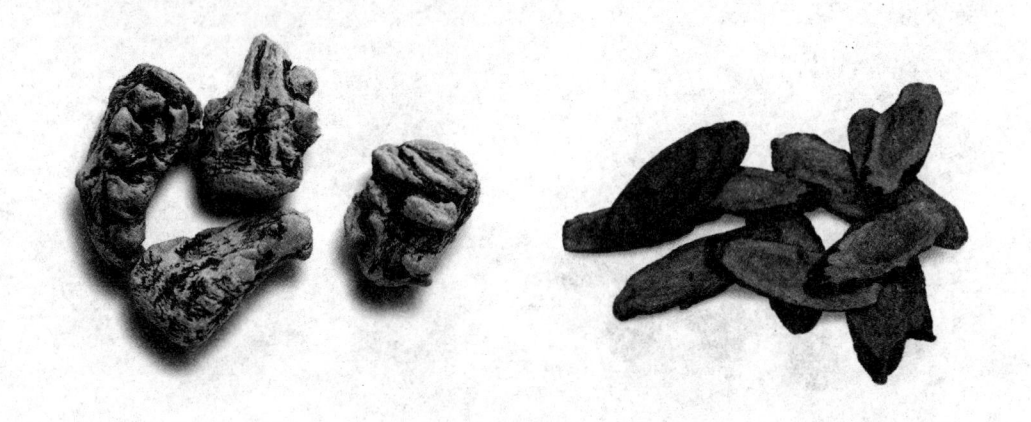

急性阑尾炎案

一远房亲戚的媳妇，23岁。突发腹痛，到医院急诊，诊断为急性阑尾炎，医生拟以手术割除。因产后4个月，正值哺乳期，所以准备先行保守治疗。之后到社区诊所静脉滴注头孢类抗生素，出现过敏，身发红疹，呕吐。不能继续，只得放弃。

第二天来我处诊治，现：体温38℃，麦氏点压痛、反跳痛明显。不能点足，痛苦面容，大便三日未解，小便黄赤，舌质鲜红，苔黄厚腻，脉弦数。

处理：急以三棱针点刺双侧阑尾穴，加真空罐，吸出黑瘀血。

> 处方：大血藤25g，败酱草30g，连翘20g，蒲公英20g，薏苡仁20g，牡丹皮10g，桃仁6g，大蓟12g，大黄（后下）10g。

3剂，浓煎急服。

一剂后肠鸣排稀便，痛大减；二剂水样泻，体温正常；三剂后症状全消，恢复哺乳。

体会：临症以效果为目的，手法为效果服务，患者此时再拖延几个时辰，有可能转为化脓，则药力难控，此时急用针药直取阳明，得以奏效。

[李华（江南李子）]

杨华临证医案五则

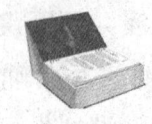

案一：眩晕

任某，女，48岁，河南省正阳县人，2011年5月10日初诊。

患者眩晕、后颈痛已达半年之久，西医诊为颈椎综合征，经中西医治疗未愈。现：颈痛，眩晕，如入云里雾中，严重时呕吐。气短懒言，乏力。诊其脉细而缓，舌胖苔薄白而润。

辨证：脾虚痰湿，脉络瘀阻。

治则：健脾化痰利湿，活血通络。

> 处方：茯苓25g，白术18g，桂枝10g，炙甘草10g，广地龙6g，川羌活6g，姜半夏12g，广陈皮12g，天麻10g。

水煎服，每日一剂。取5剂。

5月15日复诊：患者眩晕已除，头脑清楚，精神大振，饮食倍增，语言有力，唯稍觉颈后偶有小沉感。嘱其继服6剂，以巩固疗效。随访至今已三年未再复发。

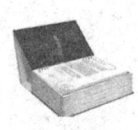

案二：水肿治验

孔某，女，42岁，广东肇庆人。于2006年8月11日初诊。

患者诉，患水肿3年余，每因寒冷加剧。曾用西医治疗，输液、口服消炎及利尿药噻嗪类药物，时好时坏，近期日趋严重，故求余中医治疗。水肿以面部眼睑为甚，伴恶寒，四肢沉重烦痛，无汗出，胸口痞闷，小便较少，大便3日1次，常干。舌苔白滑，脉浮而弦紧。

治当发汗祛湿邪为主。

> 处方：麻黄10g，桂枝8g，薏苡仁15g，杏仁10g，苍术12g，炙甘草3g。

3剂。水煎服，每日1剂。

8月14日二诊，肿胀消，各症均除。为巩固疗效，处以逍遥散加味善后。

按：医圣张仲景在论水气病时提出："诸有水者，腰以下肿，当利小便；腰以上肿，当发汗乃愈。"麻黄汤为发汗之剂，所以用来发汗以消肿；此例患者除了水肿外，还有明显的四肢烦痛，恶寒，舌苔白滑等寒湿在表的症候，当加苍术、薏苡仁疗其寒湿郁遏卫阳；服此方，不仅能够发散在外的寒邪湿气，更值得一提的是，它还可以宣畅肺气，恢复肺的治水功能，使其通调水道，下输膀胱，驱湿邪从小便而出。此患者逢人便说余真乃"神医"，余曰：我并非神医，其功亦归祖师仲景矣。

或问：此例为何选逍遥散加味善后？

答：此病人平时爱生气，考虑到生气易伤肝，肝气不和必犯脾胃。脾胃为后天之本，气血生化之源。逍遥散调理肝脾，使肝脾之血左升，肺胃之气右降，从此气顺血调，已病愈，未病先防，逍遥散善后实治未病之法。

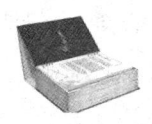

案三：肝火头痛

曹某，男，42岁，河南南阳市人。现居广州，环卫工人。

病因：其人身体偏瘦，有抽烟，熬夜打牌的习惯，平时脾气略暴躁，稍遇不顺心之事，就爱发火，久而久之，遂致头痛。

证候：头痛严重已有三四个月，上午较轻，下午严重，心烦，舌红少苔，脉弦长有力，左关独显。诊为肝火上炎之头痛。

治则：清肝火，养肝阴，稍佐活血。

> 处方：生白芍30g，柏子仁20g，玄参20g，生龟甲20g，川芎6g，甘菊花5g，生甘草9g，丹参12g。

1剂。水煎服，每日1剂，分早晚两次温服。

临床效果：患者服药一剂，病除大半，效不更方，又服三剂头痛痊愈，至今八年未有复发。

按：此方源于近代名医张锡纯治肝火头痛验方。余在其基础上只是把龙胆去掉，另加丹参一味，同样可收捷效。或许有人问了，川芎为升提气分之品，今其头痛既因肝胆之热上冲，复用川芎以升提之，其热不益上冲乎？何以服之有效也？按张氏曰：川芎升清气者也。川芎能升清气上至脑中，则脑中热浊之气自然下降，是以其疼可愈也。笔者感悟，川芎、甘菊花用量很小，可能是跟古人讲药性轻清上浮的说法有关。

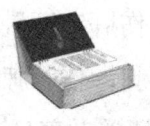

案四：牙痛治验

岑某，男，36岁。2009年6月2日初诊。

患者诉，牙痛龈肿，牙龈时常出血，心烦，口干舌燥，小便色黄，大便基本正常。观其舌红少苔而干，切其脉洪大。此证为阳明胃经热盛，少阴阴虚不滋之候，治以清胃滋肾之法。

> 处方：生石膏30g，知母12g，生地黄10g，麦冬12g，牛膝9g，牡丹皮12g，石斛10g。

3剂。用法：水煎服，每日一剂。

疗效：三剂服尽，诸症皆愈。

按：俗话说："牙痛不是病，疼起来真要命。"由此可知，牙痛给人们带来多大的生活不便。笔者临床上经常有牙痛患者来诊，同时也积累了一些经验，限于篇幅，现列举一例，与同道分享：本方实为张景岳的"玉女煎"加味。玉女煎为治"少阴不足，阳明有余"之症而设，临床上用于治疗阴虚胃火上攻的牙齿疼痛甚效。本例牙疼龈肿、出血、心烦、小便色黄，以及脉洪大等症，为胃经火热过盛之象，舌红少苔，口渴，又为肾阴不足之症。方中用生石膏能独入阳明，清胃中有余之热；生地黄甘凉，善入少阴，养阴清热凉血；知母助石膏清胃热，兼滋肾水；麦冬协生地黄养阴津又滋肺胃；牛膝补肾且引火下行；牡丹皮凉血以解热，石斛生津而益胃。诸药合用，共奏清胃滋肾之治，损其有余，益其不足，故使病愈。

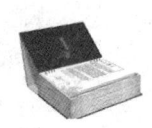

案五：胃病治验

邓某，男，35岁。于2012年3月8日就诊。

自诉脘中痞闷，反酸口苦，胃部灼痛（胃中嘈杂感），小便赤。半年余，中西药吃过不少，且效不佳，特来求余诊治。观其舌红而苔白腻，切其脉濡稍数，辨证为湿浊日久生热所致。

> 处方：苍术12g，厚朴15g，陈皮12g，炙甘草9g，川黄连10g，酒大黄5g，云茯苓9g。

水煎服，每日1剂。上方取3剂。11日复诊，诉反酸、胃部灼痛明显减轻。继为其取上方5剂，照前法服用，则反酸、嘈杂与烧心诸症皆愈。

按：余处此方实为《医宗金鉴》的清胃理脾汤加味而成。歌曰：清胃理脾治湿热，伤食平胃酌三黄；大便黏滞小便赤，饮食爱冷口舌疮。余在临床中受此启发，用此方略作加减，治疗现代医学的口腔溃疡、浅表性胃炎等效果甚佳。

[杨华（雄宇锦囊）]

溃疡性结肠炎验案

潘某，女，64岁，盘锦高升采油厂职工，2012年7月6日初诊。

左少腹疼痛20多天，伴有便血，在沈阳某医院肠镜检查诊断为溃疡性结肠炎，自诉大便稀溏，腹部怕凉，口不干，脉滑数有力。

辨证：太阴脾阳不足，厥阴肝火克庚金大肠为患。

治则：柔肝泻火，培土生金。

> 处方：白芍4g，香肉桂2g，野炙甘草2g，粉干姜1g，大枣2g，仙鹤草4g。

水煎服，每日1剂，分三次温服，7剂。

7月15日复诊：药后左侧腹痛明显缓解，继续服用。后又服用40剂痊愈，腹部也不怕凉了。

注：只注明处方用量比例，以免套吾方治他人之病，刻舟求剑、按图索骥岂有疗效。

[张雷（张雷中医）]

崩漏验案

程妇，46岁，菜农。

其原有经漏，时时服丸药（药名不知），时愈时发，近竟成崩证，已3天。立身即血流如泄，服云南白药胶囊、止血宝、输液止血，罔效，头晕心慌，急请余前去诊治。其面色瘦㿠，气喘急，细汗如油，不敢动身怕经血四溢，唇灰舌燥，脉几无。

> 处方：鲜人参2支，山茱萸60g，藕节30g，黄芪30g，海螵蛸30g，附片15g，仙鹤草30g，甘草15g。

2剂，交替煎水频频服用！

次日复诊，虚脱之证已渐消，昨日从余嘱，两剂药交替煎服十余次。今已起床，能自行来堂房，经崩亦安？问之果然！

按：附子不但起肾阳，亦振脾阳……肾固脾收，漏崩之疾消也！藕节乃民间常用漏崩单方，故入内合海螵蛸、仙鹤草以涩血止血也！此乃漏久损气阳，气阳不摄乃成崩证危候，幸其劳动者体质精神佳，否则后果不预，今一日而转危为安，幸哉！后处以益气阳之品调治而愈，不外乎"归脾""金匮肾气"加川续断、巴戟天、藕节之属。

[王军（杏林一翁）]

烘热汗出（更年期综合征）

李某，女，52岁，卢氏人，2013年6月24日就诊。

主诉：阵发性烘热，汗出，伴失眠、心烦2年余，加重半年。

患者诉：50岁绝经，随即出现阵发性烘热，汗出，失眠多梦，心烦急躁，爱发脾气，曾在某医院妇科诊为"更年期综合征"，用过中西药，症状时轻时重。半年前因体检时查出有子宫占位性病变及做子宫全切手术，术后上述症状加重，经多方治疗无效，特来本所就诊。

刻诊：患者中等身材，体稍瘦，面潮红，诉阵发性烘热，热后随即汗出，下午较重，常无故生气，心悸时作，夜间失眠多梦，血压时高时低，一直不稳，手足心热，夜尿多，腰酸痛，膝部独冷，有时突发口疮，持续4~5日，不治自愈。诊脉沉细而数，舌质暗红，尖部红绛，舌体瘦薄乏津，少苔。

诊断：更年期综合征。

中医辨证：肝肾阴亏，阴不抱阳，水浅不养龙，龙雷之火上奔，伴血热血瘀。

治宜滋阴潜阳，引火归原，凉血散瘀。方选二仙汤、引火汤合犀角地黄汤化裁。

> 处方：仙茅12g，淫羊藿20g，当归15g，盐知母15g，盐黄柏15g，巴戟天30g，熟地黄90g，生地黄30g，天冬30g，麦冬30g，茯苓15g，五味子6g，水牛角丝80g，赤芍15g，牡丹皮15g，龙骨30g，牡蛎30g。

水煎服，5剂。

上方用完，烘热汗出等症消失，又服5剂，痊愈。

辨证用药思路：更年期综合征见于绝经期或绝经后的妇女，与肝肾精血不足有关。本案既有烘热汗出，突发口疮，手足心热，舌质红，脉沉细数等阴虚内热症状，又有腰酸痛，夜尿多，膝部独冷等肾虚之征，并伴无故生气，失眠多梦，心烦急躁，血压不稳等肝阴不足之象，而面部烘热潮红，舌尖红绛，则为热入心营，血热血瘀的表现。其临床表现虽复杂，病机则为肾阴虚于下，龙雷之火上燔。李可说："肾为先天之本，内寄命门真火，为水火之脏。肾中水火，共处一宅。水火相抱，阴平阳秘。水足则火藏于下，温煦脏腑，统领一身之气化，是为健康无病。若水亏于下，则火失其制，古人喻为水浅不养龙，于是离位上奔……而见种种上热见症。"故用二仙汤滋水以泻火，燮理阴阳；引火汤引火归原，犀角地黄汤凉血散瘀，龙骨、牡蛎镇潜安神。王幸福老师在《杏林薪传·用药传奇》一章中说："治面部烘热……其治疗的主方就是犀角地黄汤，其主药就是水牛角。"用犀角地黄汤治疗更年期综合征之阵发性烘热，疗效可靠而快捷。后本人用此方治疗更年期综合征属阴虚阳亢，上热下虚，龙雷之火上奔无制的烘热汗出多例，疗效可靠。

[余泽运]

小儿抽动症

吴某，男，9岁。

此儿从4岁起发现偶有不自主耸肩、挤眼、喉中抽鸣。四处求医，检查未能确诊，服用很多药物未效。

其母乃幼儿教师，工作繁忙，2000年初上班偶遇，随意谈起，问是否尝试中医治疗？说：也想用中药治疗，网上参考一些不敢定夺。于是相约下班家中就诊。其儿放学在家，余前往。

观其儿形体消瘦，面色青白，气色不佳；说话语气发尖，中气不足；稳定后诊其脉细间滑，舌质瘦色淡苔少。饮食一般，便不溏，尿不频，无形寒肢冷。

辨其素来脾肾虚，生寒已久而伤气。脾之气不动则无以生精化血，水谷无以化生，则形瘦；肾之气不动无以化精成气血，无以鼓动元阳而滋养全身。脾肾之精气无以运化则气不能通达脏腑，动于喉则自鸣、动于肢则自舞，如此。于是用可保立苏汤加减治之。

> **处方**：黄芪50g，炒白术10g，炙甘草10g，当归10g，白芍10g，炒酸枣仁15g，山茱萸10g，枸杞子10g，核桃（连壳捣碎）1g，蝉蜕（去头爪）5g，炒僵蚕5g。

连服1周，上述症状遂减少发作，后又加减以健脾之类，服之稳定。观察两年多未见反复。

按：可保立苏汤出自《医林改错》卷下。组成：黄芪（生）45g，党参9g，白术6g，甘草6g，当归6g，白芍6g，酸枣仁（炒）9g，山茱萸

3g，枸杞子6g，补骨脂3g，核桃（连皮打碎）1个。水煎服。功用：大补元气，温养脾肾。主治：小儿因伤寒、瘟疫或痘疹、吐泻等症，病久气虚，致患慢惊，四肢抽搐，项背后反，两目天吊，口流涎沫，昏沉不省人事。方论：方中重用黄芪大补元气，党参、白术、甘草益气健脾；当归、白芍养血；山茱萸、枸杞子、补骨脂、核桃仁益肾；炒酸枣仁安神定惊。诸药合用，共奏益气养血、温补脾肾之功。此方剂量，可根据不同年龄增减。若两岁，可以减半；若一岁，可用三分之一；若两三个月，可用四分之一，又不必拘于剂数。以前我曾用此方加减治疗小儿慢惊风，慢脾风确有良效。拙见仅供鉴用。

[逸山尚水]

胃 痛 案

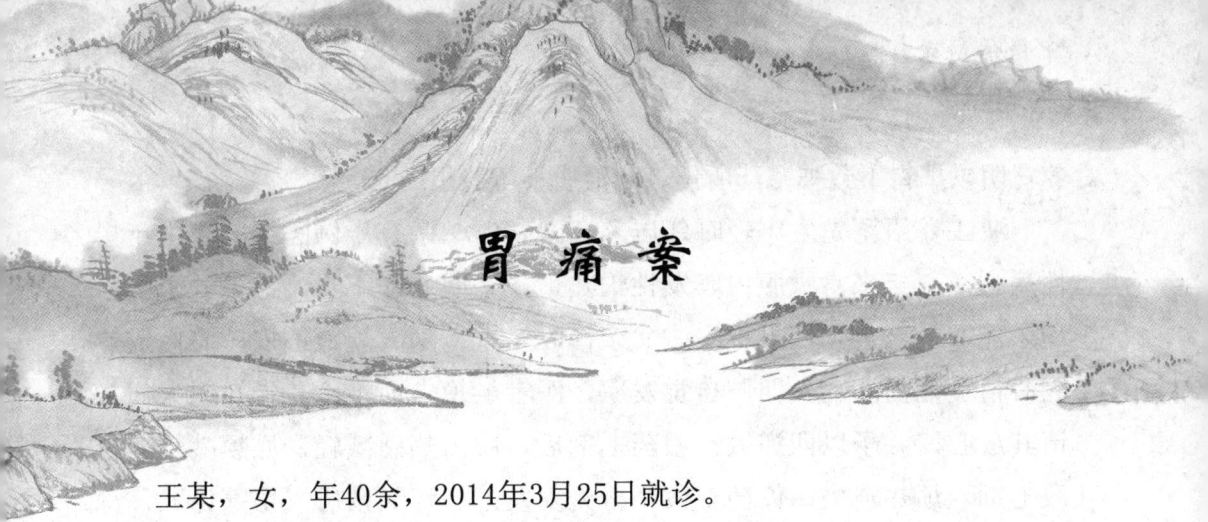

王某，女，年40余，2014年3月25日就诊。

平时素有胃痛病，原来每遇发作吃西药（药名不详）可止痛，这次吃西药未效，疼痛阵发，加剧时几不可忍。问其胃痛起因，说每次都是吃香辣燥热食物引起，这次也是这样。据此处方如下。

> 处方：柴胡10g，枳实10g，白芍20g，炙甘草10g，山药50g，黄连5g，黄芩5g。1剂。

嘱食物宜清淡，忌辛辣燥热。

二诊：上方二服痛减。改黄连10g，黄芩10g，余药不变，1剂。

共2剂痊愈。

按：患者抓药时，药铺老板一看处方说：方子这么简单，胃痛那么严重，里面又没有止痛药，能有效？王女士也犹豫不定，问我怎么办？我说：中医不能见痛止痛，不然和西医无异，按处方抓药就是。后果效。四逆散证是阳郁于内不得外散，热郁于内不得外达而致的四肢厥逆证。其原因是阴阳枢机不利，寒热枢机不利，气机枢机不利，血液枢机不利，水液枢机不利导致阳气内郁，热郁于内，用四逆散枢转阴阳枢机，寒热枢机，气机枢机，血液枢机，水液枢机。这些枢机运转正常，阳气外散，郁热外达，内外阴阳平衡，寒热协调，身体康复。热可以郁于体内的经脉、血脉、肌肉，也可以郁于体内的五脏六腑；可以郁于整体，也可以郁于局部。本例胃痛看是吃燥辣食物引起，实则热郁于胃，用四逆散枢转寒热枢机，使郁热外达，黄连、黄芩直清胃热，芍药甘草汤缓急解痉止痛，山药养胃阴以护胃不致被寒药所伤，此治病不留遗患。

浙江娄绍昆先生年轻时邻居家汪阿姨的父亲有一例医案："中年男性病人，三年来常觉腹内阵发性灼热，摸之肌肤却不热，已多处求医，均未能取效，全家惶恐不安。父亲诊时发现：病人烦躁不安，腹内发热因心情变化而波动，四肢自觉发凉，医者触摸之而不冷。告知无大病，请其放心，并予以四逆散。服药七剂后，腹内热感减轻，心烦减轻。再服七剂，烦热消失。停药观察，再无复发。"汪父精研《伤寒论》，深明四逆散病机。从患者临床症状分析其病机就是阴阳枢机不利，寒热枢机不利，以致阳郁于内不外散，热郁于内不外达而形成的腹内发热、四肢发凉、烦躁不安等症状的。病机明了，从容处方，三年腹内发热，十四剂四逆散治愈，非常精彩！也可与此案互参。

〔吴松涛（中医老土枪）〕

肠系膜淋巴结肿大二例

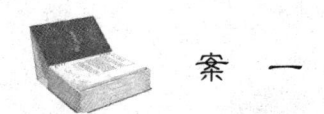

案 一

某儿，3岁，2014年5月15日来诊。

主诉：傍晚腹痛半年余。

现病史：半年前，患儿发热，经过输液治疗一周痊愈，期间出现腹痛，未引起重视。后来天天腹痛，某院诊断为：急性肠淋巴结肿大，输多种抗生素治疗，病情有增无减。后多方治疗，效果欠佳。刻诊：患儿形体消瘦，面白无华。天天傍晚腹痛，不剧烈，持续时间不长。不发热，无汗，有时烦，食欲差，食量少。二便可。舌质淡，苔薄白。脉弱。腹软，无压痛。墨菲征阴性，阑尾点阴性，结肠通气阴性。

诊断：小儿腹痛。

辨证：虚寒腹痛。

治则：温中健脾，缓急止痛。

> 处方：桂枝3g，干姜1g，炒白术6g，白芍15g，旱半夏6g，陈皮10g，光木瓜10g，焦山楂20g，炙甘草6g，苗柴胡3g，酒黄芩1g，茯苓10g，珊瑚叶6g。

4剂。

6月18日二诊：服药4剂，腹痛未作。近日复查，腹腔内最大淋巴结由原来21mm缩小到13mm。效不更方，再服4剂，巩固疗效。

按： ① 春天采的柴胡，连根带苗，称为苗柴胡；珊瑚叶，地方药。中药学未发现有记载。临床体会与紫苏、防风功用相近，可互代。不是非用不可。

② 初诊服药四剂，腹痛未作，未再服药。一个月后家长为了重视疾病，复查一下肿大的淋巴结，看看结果如何。所以二诊在一个月后。

案 二

颜某，女，6岁，2008年12月13日初诊。

主诉： 脐部以下腹痛3天。

现病史： 12月11日，患者餐后出现腹痛，某卫生室医生诊断不明，给予氨曲南等静脉滴注3天，疗效欠佳。今往某院就医，彩超显示腹腔淋巴结肿大，数量较多，大小不一，边缘清晰规整，最大长1.2cm，宽1.2cm，厚0.6cm。医生诊断为：肠系膜淋巴结肿大。建议住院治疗，家长婉拒。患者发育良好，面色微白，无寒热，无汗，不渴，易生气。疼痛以脐部以下为主，时作时止，腹软压痛不明显。体温36.2℃。心肺未听及异常杂音，肝大肋缘下可触及，质软。脾未触及。舌质淡红，苔白厚。脉象弦微数。

诊断： 小儿腹痛。

辨证： 肝脾失和。

方剂： 痛泻要方合二陈汤加减。

> **处方：** 生白芍5g，炒白术6g，炒防风5g，炒陈皮5g，木瓜6g，旱半夏6g，茯苓10g，紫苏10g，炒莱菔子10g，干姜1g，焦山楂20g，乌梅3g。

3剂，水煎服。

12月16日二诊：腹痛稍减，其他体征变化不大，守前方再进3剂。

12月20日三诊：腹痛未作，食欲渐增。更进2剂巩固疗效。

12月29日，彩超报告，腹腔淋巴结未见明显异常。

［医海之水源于泉］

经方医案三则

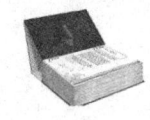

案一：泽漆汤证

患者，女，55岁，咳嗽咳痰3个月余，痰清稀，刺激性咳嗽，便烂，面白，舌淡，脉细弱，稍恶寒，纳少。肺CT提示右肺胸膜腔下多发小结节，边界清。

辨证：肺脾虚寒，痰饮阻滞。

治法：温脾散寒，化痰散结。

> 处方：党参20g，干姜10g，茯苓20g，炒白术20g，怀山药30g，泽漆10g，白前10g，细辛6g，生麻黄6g，杏仁12g，紫苏子15g，白芥子10g，石见穿30g，僵蚕10g，炒甘草6g。

7剂。咳止痰少纳增便干脉显，继予原方加蜂房3g减去麻黄加桂枝6g，一个月后复查CT肺部无明显异常。

按：泽漆汤出自《金匮要略》，原文用治"咳而脉沉者"，因其描述过于简略，被后世渐渐忽略，实则是治疗肺结节、肺癌、胸水等肺部疾病的良方。此案以理中汤温脾散寒，加怀山药以培土生金，泽漆配茯苓去肺中饮邪，配石见穿、白僵蚕、紫苏子、白前、白芥子下气化痰散结；三拗汤加细辛，宣肺化饮、散寒止咳。二诊咳虽止，痰仍未罢，故去麻黄之散，加桂枝温通散寒，蜂房解毒散结。泽漆汤中紫参一味考证不明，有学者认为石见穿即是紫参的可能性较大，现代药理研究也认为泽漆、石见穿均有散结抗癌作用，临床我常用石见穿代替紫参。

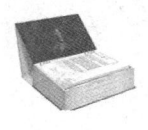

案二：侯氏黑散证

患者，男，50岁，高血压病史，自服降压药，近日时有头痛，活动后胀痛较显，血压偏高，便稀，苔白舌淡，脉弦细，左大右弱，右眼周围时有麻木抽搐，手指麻木时作。告知此为中风将旋踵而至的征兆。

辨证：脾虚肝亢，气血不足，风中经络。

> 处方：菊花30g，牡蛎45g，党参20g，茯苓20g，白术20g，干姜6g，桔梗10g，白矾3g，当归15g，川芎15g，防风8g，桂枝6g，细辛6g。

7剂。诸证罢，血压正常，神采奕奕。

按：此方用之得当，如神。侯氏黑散出自《金匮要略》，治"大风，四肢烦重，心中恶寒不足者"。近年来，多有学者研究应用于高血压病、中风病的治疗。以方测证，此方病机实为脾虚肝亢，气血不足，风中经络。此案正是如此，所以用之良效。白矾为有毒药物，需小量应用，中病即止。

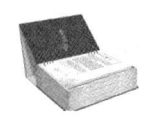

案三：升麻鳖甲汤证

患者，女，62岁，带状疱疹后遗症，左胁肋皮肤痛甚，夜不能寐，舌红苔薄白，脉弦细。

辨证：肝阴不足，肝络失养，正虚邪恋。

治法：滋肝清热，通络祛邪。

> 处方：升麻10g，鳖甲（先煎）15g，瓜蒌子15g，瓜蒌皮30g，首乌藤40g，延胡索20g，当归20g，生地黄20g，枸杞子15g，北沙参20g，麦冬15g，川楝子10g。

1周后复诊，痛止。

按：升麻鳖甲汤亦是出自《金匮要略》，主治阴阳毒。有和血通络、解毒祛邪之功。用其治疗带状疱疹余邪未尽，甚为合拍。本案痛在胁肋，为肝经循行区域，为肝络失养之象，故合入一贯煎滋养肝阴，并以瓜蒌子、瓜蒌皮清泻肝火、疏理肝络；延胡索、首乌藤行气通络、安神止痛。

［龚文波（小医大道）］

水 肿 案

马某，女，10岁。其母代诉，患病45天，先是感冒，后去医院检查，结果是急性肾炎。接着就让住院治疗，一住就是40天，打吊瓶，吃激素药。看着孩子一天天变胖，病情未见好转，化验结果也不理想，其母问大夫该怎么办？最后大夫让出院回家休养，定期复检，开了一大堆药。前后一共花了5000多元。

回家休息了几天，病情不见好转，大夫说激素怕是要吃上一段时间了。其母担心激素吃多了对孩子造成太多不良影响，转求中医诊治。见孩子时，小女孩挺胖，腰像水桶，比原来粗了两寸多，一看就是吃激素的那种虚胖，全身水肿，大夫医嘱不让活动，严格卧床休息，控制盐的摄入，激素也吃着。每三五天去复检一次，因为有项检查指标超出正常范围1000倍（我没见化验单，听我父亲转诉的），很容易出事。诊脉细数，舌淡偏胖。小便少，饮食少。怕冷。

> 处方：茯苓12g，附子6g，炒白术10g，赤芍10g，生姜3片。

3剂。嘱停用一切西药，包括激素。小孩本身就爱活动，不让其卧床休息，做适量活动。

复诊见腰部变瘦，无不适症状，惟尿量增多。复检化验结果指标变为200余倍。又3剂。化验结果变为100余倍，脸盘已经看不出胖了，身上水肿消去2/3。原方加龙葵10g，又5剂，全身水肿消无，尿量转正常，复检化验指标全部正常。至此痊愈。共花费不到100元。

按：西医急性肾炎大多是感冒后治疗不当引起的，像抗生素，像激素药，用多了都伤肾。我见过很多长期服激素药导致股骨头坏死的，痛苦终身啊！此病是西医病名。为中医者，当用望闻问切四诊诊病，万不可套用西医病名。西医的炎症，并不代表中医的炎症。像脉管炎，中医属纯阴寒证，阳和汤、乌头汤治之。

急性肾炎者，属中医学水肿范畴。起因大多为伤寒证，由于治疗错误反引致少阴病。诸湿肿满，皆属于脾。水肿的根是脾运化无力，水湿排不出去，水聚不散则为毒，故茯苓为君，附子为臣，利水温阳化气。此乃水肿正治。真武汤，北玄武也，玄武者，水也。故选其方。慢性肾炎者也可依次治之。

[高磊（杏林回春）]

乳蛾发热案

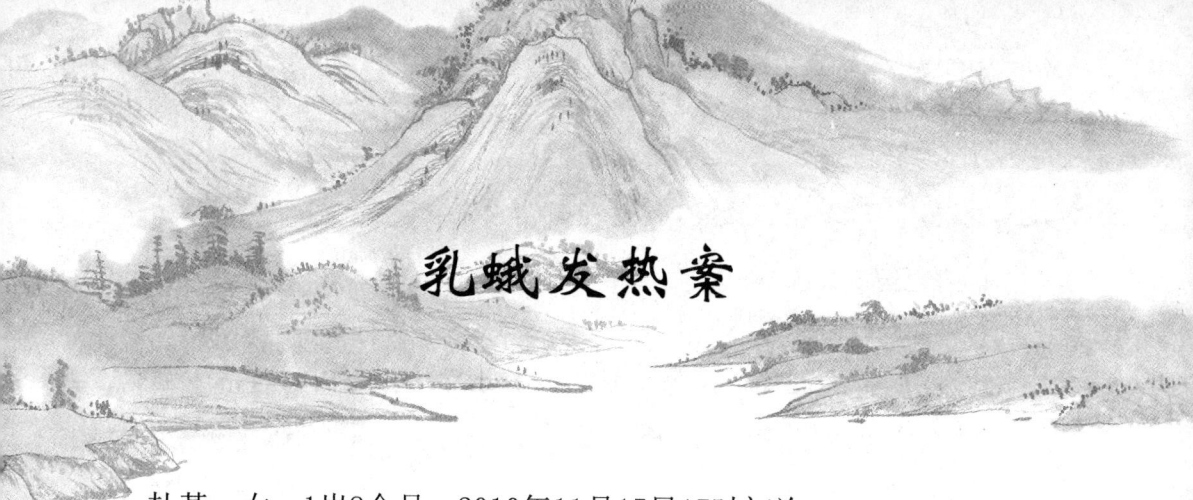

杜某，女，1岁8个月。2010年11月15日17时初诊。

发热36小时左右。前天感冒鼻塞，未引起重视。昨日开始发热，在家服小儿氨酚黄那敏颗粒（护彤）、阿莫西林等无效。

刻下：鼻塞，周身发热（38.3℃），面稍红，目光有神，不恶寒，无咳嗽。纳呆，无饮食不洁（节）史，舌偏红，众多红点，苔净。咽红肿，左侧扁桃体有一小脓点。

此乃感冒合并乳蛾，用清解法，升降散合银翘散主之。

> 处方：蝉蜕3g，僵蚕12g，赤芍6g，荆芥10g，苍耳子10g，皂角刺10g，生麦芽10g，连翘30g，牛蒡子15g，鱼腥草30g，芦根30g。

1剂。水煎，18时，21时，24时各服药40ml。并嘱停西药，注意寒温，清淡饮食。中药6小时当见其效。

11月16日11时通电话，昨夜23时发现身和热退，24时未再灌药。至今诸症皆去，玩耍嬉笑。前方所留药液每4小时服30ml再服一天。明天视情况善后调理。

中医临床，慎于初战，务必精细全面，力求首战之胜。

11月16日18时家访，患儿生活饮食正常，但咽部仍有轻微红肿，脓点已无。

六味汤化裁以善后。

> 处方：蝉蜕6g，僵蚕10g，桔梗5g，生甘草5g，荆芥10g，竹叶10g，牛蒡子6g，白扁豆10g，谷芽、麦芽各10g。

2剂。每剂煎取240ml，每次服30ml，分2天服完。

11月24日街头相遇，谓服第一包药后，迄今小孩一切正常。

［中医心］

偏头痛治验

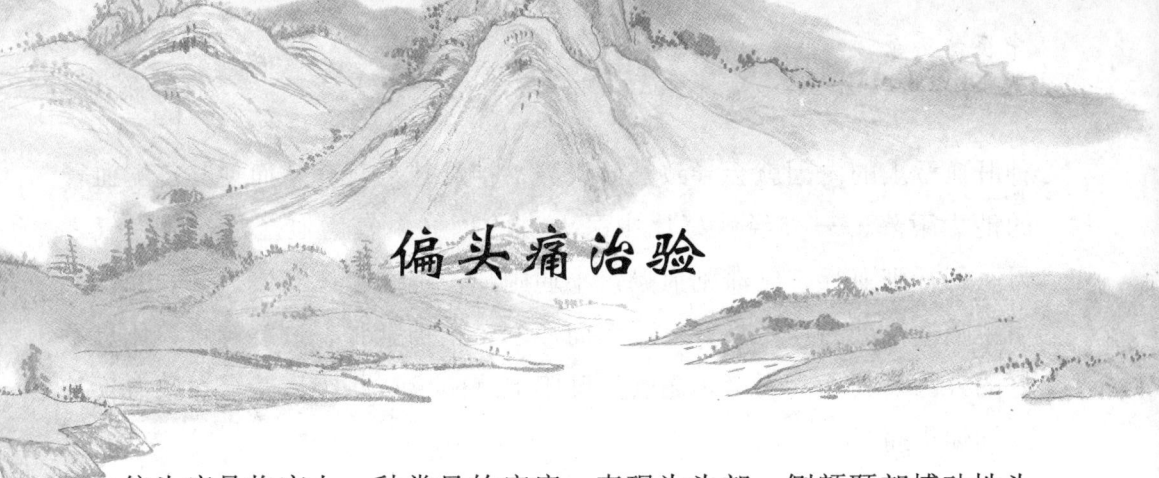

偏头痛是临床上一种常见的疾病，表现为头部一侧额颞部搏动性头痛，轻微的偏头痛经休息后大多能够自行缓解，但是一些特殊的顽固性偏头痛往往缠绵难愈，一旦发作常伴随恶心、呕吐、畏光、畏声、出汗、全身不适等神经激惹症状，致使患者无法正常活动、工作、劳动，生活质量严重下降。

这种病的病因大体有内因和外因两种。

内因大多与家族遗传有关，女性多于男性，女性多数在青春期发病，月经期易发作，这与内分泌和代谢因素有一定的关系。

外因和寒冷空气的刺激、过度劳累、精神紧张、情绪波动、经常熬夜、睡眠不佳等有关。

2013年9月16日，邓州市文渠乡农民郝某，突发右侧额颞部偏头痛，坐卧不能，痛苦难耐，急到公疗医院检查脑部无器质性病变，开了几天药吃后不缓解，又到本村诊所输液、吃止痛药3天，偏头痛还是断断续续发作，不能得到很好地控制，故转来我处中药治疗。

分析：患者这次发病正处农忙时节，其种了几十亩庄稼偏偏天公不作美时阴时晴的，所以非常担心即将到手的果实烂在地里，忧心忡忡、食不下、睡不好再加上早出晚归、感风冒寒地抢收忙种，故没多久他这个偏头痛的老毛病就发作了，这次的发病与以往不同，以前发病时吃几片镇痛药睡上一觉就好了，这次似乎要严重得多，怎么治疗也不缓解并且越来越重，痛的干不成活，想着地里的农活患者是痛在头上急在心里，越是挣扎着想去干活越是痛得厉害，这种精神刺激无形中加重了病情。

考虑患者既往有肝肾阴虚肝阳上亢的病史，肝藏血、调畅情志，这种肝血亏虚的内因就会导致筋脉失养，神经缺乏营养从而使其支配血管的能力下降——神经就好比中医上讲的"气"气为血之帅、血为气之母、气行则血行、气滞则血瘀，不通则痛，再结合风寒侵袭——寒性收引主痛病灶处的神经受寒会冷缩而痉挛、精神紧张、过度劳累、休息不好的外因及其"头为诸阳之会"肝阳上扰阳位这些因素就会导致血管神经性偏头痛。

治疗：①患者的首要症状是疼痛难忍，所以我们就有必要用川芎、细辛、白芷、白芥子、白芍这些温经通络、祛风散寒、缓急止痛的药物来止痛；②用生地黄、黄芩滋肾阴清胆火并可防止上述温燥药伤阴；③用酸枣仁、当归、丹参、首乌藤养肝、宁心、安神；④用石决明平肝潜阳；⑤偏头痛属于少阳经的循经路线，所以用柴胡引药入经，佐甘草与黄芩暗合小柴胡汤之意，从而起到疏利少阳枢机的效果。

> 处方：川芎30g，细辛10g，白芷15g，白芥子8g，白芍30g，生地黄40g，黄芩15g，炒酸枣仁30g，当归15g，首乌藤30g，丹参30g，石决明30g，柴胡10g，甘草10g。

3剂。1剂痛大减，3剂后基本治愈，继服3剂巩固治疗。

［吴生雄］

双脚刺痛案

糖尿病并不可怕，只要合理用药，坚持运动，均衡膳食，作息规律，注重养生，顺应大自然，都能得到很好地控制。只要认真做好上述几点，糖尿病患者长达十几、二十年，甚至几十年，都不会出现大的问题。可怕的是糖尿病并发症，这个并发症是很厉害的。它可以导致：眼→眼底出血或失明，肾→尿毒症、肾衰竭，心脏→冠状动脉粥样硬化性心脏病、心律失常、心力衰竭，血管→脉管炎、脱骨疽，神经的慢性损害→四肢末梢感觉异常（麻木、针刺、锥扎、蚁走感）。

中医中药治疗糖尿病并发症效果非常好，这不，近期就有一例——2014年6月29日，邓州市郊区田庄口王老太患糖尿病并发症。

刻诊：脉沉细涩、舌淡少苔，腰膝酸软、两膝以下困重导致上楼梯都成问题，双脚有针刺感像被人不定时地过一会儿扎几下、过一会儿扎几下的，两鬓角痛、口苦咽干，心情不好、老爱发火、烦躁易怒。

俗话说："人逢喜事精神爽。"当人遇到高兴事大喜事儿就会心气高昂、全身轻松、精力大增，"喜"在五脏中对应心，心脏其实就是一台发动机，当它动力十足时就会带动五脏六腑、四肢百骸很好地运转，人体就会感到有精神；这个"喜"是心脏这个发动机的外在动力，那么内在的动力来源于哪里呢？来源于肝、木生火，肝有问题就会母病及子，肝是心脏的"加油站"，肝血不足、肝气郁结、肝木失常就会导致心脏这个发动机动力不足牵一发而动全身。

眼前这个患者既有肝郁的表现：心情不好、老爱发火、烦躁易怒；又有肾虚的表现：腰膝酸软、两膝以下困重导致上楼梯都成问题；还有血虚的体征：脉沉细涩、舌淡少苔，以及少阳枢机不利、经络不通的表现：两鬓角痛、口苦咽干；最重要的是出现了糖尿病并发症、神经的慢性损害：四肢末梢感觉异常，麻木、针刺、锥扎、蚁走感。

病因病机搞清楚了，接下来我就用小柴胡汤和解少阳，用四逆散疏肝健脾、调畅气机，用四物汤来补血行血，用熟地黄、枸杞子、何首乌滋补肝肾，用当归、白芍、何首乌补养肝血，用麦冬补金生水兼滋肾阴，用秦艽、木瓜、当归、川芎来通经活络。

> 处方：红柴胡10g，半夏6g，南沙参15g，炙甘草6g，黄芩10g，枳壳12g，白芍10g，熟地黄15g，当归10g，川芎10g，秦艽12g，枸杞子15g，制何首乌15g，麦冬10g，川木瓜10g，生姜8g，陈皮12g。

6剂。药进3剂患者心情舒畅、双脚针刺感消失，6剂药后诸证皆平。

[吴生雄]

中医传薪录——华夏中医拾珍

第3讲　方药篇

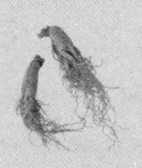

> 方者一定之法，法者不定之方，药物都有各自的治疗作用，是方的最基本单元，故理论无论多美多善，落实到治病愈疾，还得由方与药来完成，故一个好方是体现疗效的基础。方有经方、时方、单方、验方，能治病的都是好方。

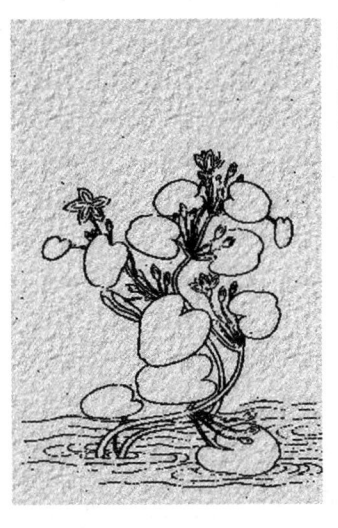

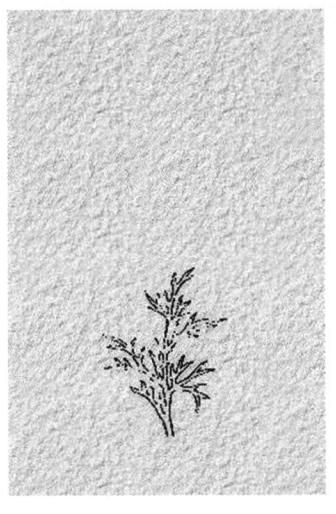

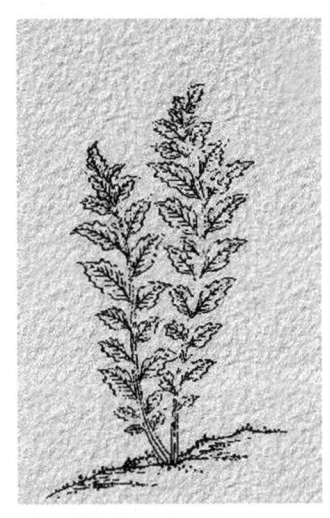

自拟黑白治衄汤

在临床中能经常遇到好流鼻血的小孩与年轻人，从辨证施治的角度去看，常常难以分清脏腑寒热虚实，甚至有无证可辨的情况。从对症下药的角度去治，我积累了一点经验，以案说法分享给大家，可以去实践验证。严重的内科疾病、肿瘤、血液病导致的鼻出血不在其列，需要仔细辨证施治。

十多年前，夫人大嫂子的弟弟，20多岁，有个好流鼻血的毛病2年了，无论春夏秋冬，一个月至少出血2次，开始用土方法如凉水拍颈、用纸堵塞鼻孔等就可止血，后来越来越严重，土方法不管用了，去医生那只得打止血针，鼻腔用稀释的肾上腺素注射液收缩血管来止血。听说血液病也会鼻子出血，就心中害怕，与家人去医院检查，血液化验除了红细胞数低，轻度贫血外无什么发现，耳鼻喉科检查说鼻中隔弯曲，还有鼻炎之类的诊断，毛细血管脆化故而常常出血，需要手术治疗，大嫂只得带来瞅瞅。仔细诊断，脉象、舌苔都没有什么大的异常，只是因为经常流鼻血，面色有些轻微的苍白，饮食、睡眠、二便均正常。

考虑古人论治鼻衄，多从外感郁热，肺胃积热，或肝火上冲立论，治多从解除外感，清降肺胃，或平肝泄热立法处方，如《证治准绳·杂病》言："衄者，因伤风寒暑湿，流动经络，涌泄于清气道中而致者，皆外所因。积怒伤肝、积忧伤肺、烦思伤脾、失志伤肾、暴喜伤心，皆能动血，随气上溢所致者，属内所因。饮酒过多，啖炙煿辛热，或坠车马伤损致者，皆非内、非外因也。"也有出血日久，热去寒来，化为虚寒证者，如陈修园《时方妙用·血证》言："高鼓峰心法，于血证独精。其云除瘀血与伤寒外。其余俱属七情饿饱劳力等因，必见恶心，验证分明，一味固元汤主之。方用人参、炙芪、归身、甘草、煨姜、大枣、白芍，水煎服。血证最繁，以一方统治，胡念斋深服之。胡念斋云：补药可用，温药亦须急加，附、桂、炮姜随宜。《仁斋直指》谓：阳虚阴必走，大（吐）血大衄外，有寒冷之状，可用理中汤加南木香，或甘草干姜汤，其效更着。又有饮食伤胃，胃虚不能传化者，其气上逆，亦能吐衄，亦宜上二方。余用甘草干姜汤，其干姜炮黑，加五味子二钱甚效，从《慎柔五书》得来。《内经》云：血气者，喜温而恶寒，寒则滞而不流，温则消而去之。此数语，为治血之要旨，所以杨仁斋、高鼓峰方法神验。即张景岳用熟地一两，泽泻、附子、牛膝各一钱五分、肉桂一钱、炙甘草二钱水煎服，名为镇阴煎，方虽驳杂。而温药较多，亦能奏效。"

又考白茅根味甘，微寒，不寒胃，不伤中，且滋津液，为治上下诸般出血要药，价廉而易得，可以为治鼻衄君药；仙鹤草性平而味微苦、涩，乃收敛止血之神药，也价廉物美之品，可以为臣；生地黄味甘微寒，可入血分而凉血止血，有养阴润燥之功，与仙鹤草共为臣药；血出日久，谨防虚寒，故而取甘草干姜汤意，用炮姜、甘草守中，亦可止血者为佐；怀牛膝有滋补之功，更可引上溢之血下行，故以为使。方用：白茅根50g，仙鹤草30g，生地黄20g，炮干姜10g，炙甘草10g，怀牛膝10g。守方与十余剂，病愈，时至今日未见再犯。后来又以此配伍治疗过十数例无明显寒热的鼻衄患者，有小儿，有青年，有成人，病史有数月、数年不等，其方煎出味道甘美，尤宜小儿，效不虚言也！

看人大小，定方：白茅根20～50g，仙鹤草10～30g，生地黄10～20g，炮姜6～10g，炙甘草6～10g，怀牛膝6～10g。取名：黑白治衄汤。

[樊正阳]

杨华经验方四首

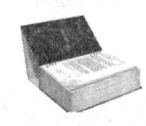

崩漏经验方

> 处方：黄芪30g，当归15g，白术12g，党参15g，炙甘草12g，茯苓15g，远志9g，酸枣仁12g，广木香6g，山茱萸24g，仙鹤草40g，二花炭10g，荆芥炭10g，阿胶12g，生龙骨20g，生牡蛎15g，三七粉（分冲）2g。

水煎服，每日1剂，分早、晚温服。

按：余不敏，17岁学习中医，读仲景《伤寒杂病论》三年，然一临证，总感觉毫无把握。期间左邻右舍亦有妇人患崩漏前来找我诊治者，由于缺乏临床经验，每遇此证，屡治屡败！说来惭愧。四五年间，经我治疗的崩漏患者有多例，竟然没有一例是从我手上治愈的！

闲暇之余，去一好朋友家玩，偶见其父枕边放一本《四圣心源》，随手翻阅了一下，感觉不错，是本好书，于是借回家抄读。一日读到崩漏根源时，心胸豁然开朗，疑团尽释，真可谓暗室得灯，拨云见日，从此临证，已觉确有把握矣！

崩漏按我们当地俗语称之为"倒血神"，是指妇女非周期性子宫出血。一般以来势急、出血量大的称为"崩"，出血量小或淋漓不断者为"漏"。

笔者近年依照黄元御理论，自拟上方，治疗崩漏患者近50例，屡用屡验，更有一剂知，两剂已的，效果满意，现推荐给同道，并将黄师坤载崩漏根由原文附于下。

其原因全由于土败。土者，血海之堤防也。堤防坚固，则澜安而波平，堤防溃败，故泛滥而倾注。崩者，堤崩而河决，漏者，堤漏而水渗也。缘乙木生长于水土，水旺土湿，脾阳陷败，不能发达木气，升举经血，于是肝气下郁，而病崩漏也。后世庸医崩漏之法，荒唐悖谬，何足数也。

论理释疑

问：此方补土堵流为主，临床上还有热入血室引起的崩漏，可否？

答：热多虚热，本方也具备"甘温除大热"的功能，只是在药量上适作增减即可！

问：如果湿气重，阿胶是否还用呢？

答：湿气重，但用无妨。

问：二花炭是什么？

答：就是金银花炭，金银花稍炒即可。

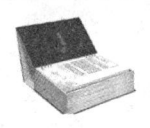

虚痞良方——和中丸

和中丸出自清代浙江名医江秋的《卫生便览》。笔者临床应用此方加味做汤剂，治疗各种虚痞症，疗效甚佳，现介绍于下。

处方：白术15g，炒白扁豆10g，云茯苓片12g，砂仁6g，姜半夏12g，炒枳实10g，焦三仙各15g，丹参10g，陈皮10g，制香附12g，炒五谷虫6g。

水煎服，每日1剂，生姜3片为引。

应用体会：诊断无误，一般患者一剂即可见效，一周可愈。实痞证不效。现代医学的浅表性胃炎、萎缩性胃炎、胃及十二指肠溃疡均可用本方加味治疗。加减：浅表性胃炎，吞酸，嘈杂者，加杏仁9g，藿香6g；萎缩性胃炎腹痛加党参10g，五灵脂12g，玉竹10g；胃及十二指肠溃疡，加三七15g，煅瓦楞子15g，蒲公英20g。

张某，男，32岁，农民。于2007年3月15日初诊。胃脘胀痛多年，时发时止，按之痛减，喜温，舌质淡，苔薄白，脉沉无力稍迟，证属脾胃虚寒、脾阳不运所致。用上方加五灵脂15g，水煎温服，共服5剂，诸症皆除，随访至今未复发。

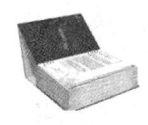

瘀血头痛方

处方：丹参30g，红花6g，三七粉（分冲）3g，茯神20g，生甘草3g，骨碎补20g，川续断20g，白菊花20g，钩藤24g。

辨证：气滞血瘀，阻滞经脉。

治法：活血化瘀，通经止痛。

水煎服，每日1剂。

辨证无误者，三五剂见效，十余剂可愈。

邱某，女，56岁，广东四会市迳口人。2008年5月21日初诊。

患者主诉：反复周期性头痛发作已有七八年，起初，一二个月痛一次，后来每月均有发作，近期每周必疼痛，呈阵发性钻痛。以左前额、巅顶部疼痛为甚，头痛剧烈时伴有恶心，最严重时痛得直打滚。曾经在当地某卫生院医治无效果。后又去广州某大医院，诊断为血管性头痛。经治疗一段时间后，头痛有所好转，因此要求出院。回家后没隔3个月，又头痛如故。为治疗头痛病，家境并不富裕的邱某，至此已花去近2万元的医疗费。对自己的头痛病已失去治疗的信心！也因此就破罐子破摔，疼痛时就买些止痛散维持，历经七八年，受尽了头痛的折磨！

2008年的一天，经我治愈的其邻村偏瘫患者李某介绍，前来我寓所诊治。

观其人体型较瘦弱，面容憔悴，舌质紫暗、少苔、舌尖有瘀斑，脉沉涩。古人云：久病必瘀，不通则痛。故依法拟以活血化瘀治疗。上方取三剂，水煎服，每日一剂，考虑到患者家境贫寒，嘱其两剂药煎服完后，将两剂药渣合二为一再煎一次服用。

5月25日复诊，患者诉说，服药后，感觉头脑一下子轻松很多，头痛几乎已愈，精神特好。效不更方，再取上方六剂，照前法服用。随后开中成药逍遥丸一个月量作为调理。

次年春节，邱某同丈夫一起，来我寓所以示感谢！邱说：自从服用了几次药后，头已不痛了，精神状况良好，至今从没犯过，很是高兴。

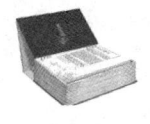

养血清心汤

> 处方：生地黄18g，白芍20g，当归20g，炒酸枣仁25g，麦冬15g，远志12g，茯神20g，陈皮12g，生甘草6g。

每日1剂，水煎服。

主治：心悸（心脏神经官能症）。

第3讲　方药篇
杨华经验方四首

李某，女，46岁，农民。

患者经常发生心慌，胸闷不舒，伴有失眠多梦，心烦，多虑，乏力，纳食差等。经医院检查，有心动过速，没有发现器质性改变，诊断为心脏神经官能症。在医院输液一周后，病情有些好转，医院主治医生要求再输一个疗程观察，因付不起医药费，继而出院。几天后，病情如前。一日刚好路过李家，其丈夫跟我讲了李某的病情，问我：有啥好方没？我讲：吃中药可以治。既省钱，不良反应又小，疗效又好！诊其脉细数，舌红苔微黄。用上方一剂。第二天，其丈夫去我门诊处，言病症状全好了，特别高兴，于是又为其开了五剂。服后，精神、体力均恢复。至今十五年未曾复发。

[杨华（雄宇锦囊）]

重剂四逆汤治验一例

杜某，86岁，肥乡县离休教师。2008年12月27日初诊。

患者于昨日夜小解时摔倒，爬到门口。室内温度也在零下，室外零下7度。至天明时方被家人发现。猝然神志不清，狂躁呼喊，手脚撕蹬被褥。手脚触之冰冷。村医已经注射二次安定，患者无眠意。依旧烦躁不止。脉滑数，舌质淡红，少苔。此为阴盛格阳，浮阳上越，心神失养。《经》云：阳气者，精则养神，柔则养筋。急当回阳救逆，温养心神。

> 处方：人参30g，附子60g，干姜60g，炙甘草30g。

开水急煎，2小时后，频频灌饮。

患者服一煎后，已减少呼喊。次日安睡，醒后完全清醒，说话正常，思维正常。电话告愈。

[邯郸居士]

温脾汤治顽固性咳嗽

我常用温脾汤治阴结并顽咳，常获良效。现列举一例以供同道参考。

一妇人年46岁，甲状腺癌手术后感寒，咳嗽不止一年。用尽西药，抗菌镇咳，看了中医，宣肺化痰止咳、温肺化痰止咳、养阴润肺止咳等法都无用。痰白，咽痒，气逆，形寒，阴结（大便不通，6～7天一行），纳呆，舌胖淡，苔白腻，脉弦沉迟。我深思之：此乃寒邪结于大肠，肺与大肠相表里，通其腑结，肺气可宣。治宜温补缓下。温脾汤加北杏仁，法半夏。

> 处方：熟附子15g，干姜9g，党参15g，炙甘草9g，制大黄9g，北杏仁12g，法半夏12g。

1剂咳止，5剂愈。附桂八味丸善后。

［黄欢（huangh）］

治咳效方——杏苏散

几年前，曾见网上流传已故名老中医张振东的治疗风寒咳嗽特效方，就是杏苏散加荆芥、防风，多年临床实践确实疗效不凡，用后得心应手之余，不免一遇咳嗽病人马上就有开此方的冲动。只要是外感咳嗽，不论新久，喜用杏苏散加减，多能应手而效。细查杏苏散一方药性平和，不凉不热，方用杏仁、桔梗、枳壳开宣肺气；二陈、前胡祛湿痰；紫苏叶轻清宣散，透邪外出。不惟止咳，且能邪随咳出而愈。不惟风寒咳嗽，其他外感邪实之咳，亦可化裁而用。于是总结加减如下：风寒咳嗽加荆芥、防风；风热加桑叶、菊花；咽痛红肿者加金银花、连翘；白痰多加紫苏子、白芥子、莱菔子；黄痰加浙贝母、天竺黄；胸痛加瓜蒌、浙贝母。《经》云："治上焦如羽，非轻不举"，故此方用药切记以轻灵为贵。

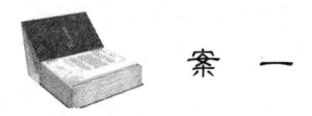

案 一

高某，女，59岁，2012年12月5日诊。

咳嗽5个月，时轻时重，遇风冷或异味刺激则咽痒而咳，连续不止，有少量白沫痰，手足热。咽痛、红肿不甚，舌苔白，脉弦细滑。

诊断：风邪犯肺，久郁化热。

> 处方：杏苏散加味。杏仁10g，紫苏叶10g，半夏10g，陈皮10g，前胡12g，枳壳10g，桔梗10g，茯苓12g，甘草6g，荆芥10g，防风10g，金银花20g，连翘10g，白薇10g，生姜3片。

3剂咳大减，继服3剂而愈。

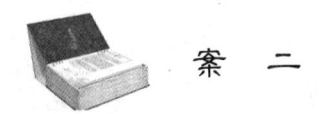

案 二

石某，男，47岁，2014年1月2日诊。

咳嗽3天，咽喉气道发痒作咳，有少量清白痰，汗出活动加重，舌苔白，脉浮细。

诊断：肺气虚风寒犯肺。

> 处方：杏苏散加荆芥、防风、白前、党参、白术。

3剂咳嗽止。

[刘天翼（柳成荫）]

苓桂术甘汤治咳

某男，37岁。体胖，因受凉先后出现咽喉痛，咳嗽咯痰。经过西医治疗，喉咙现已不痛，但是还有痰，晚上咳嗽厉害，于是在西安某医院中医治疗，药方中有陈皮、荆芥、半夏、党参、紫菀等药，服3剂，效不显，咳嗽依旧。

现症：咳嗽，咯白色痰，晚上严重，呼吸有些困难，胸闷而喘。此人胖，眼周围有黑圈。依据刘渡舟老先生的《临证指要》，辨证为水寒病症。

> 处方：苓桂术甘汤加减。茯苓25g，桂枝20g，生白术30g，生甘草15g，细辛5g，生姜（自备）10片，五味子25g。

3剂，每剂煎2次混合，分早、中、晚3次服用。

3剂喝完后，症状大减，于是再3剂。

今日电话询问，症状完全消失。

按：本来要用干姜的，但是当时由于患者有恶心，所以就开生姜，因为生姜也有去水饮的功效，所以就试着用用。后来病人的反馈不错，所以觉着在水饮性疾病里面生姜还是要多用。

［许朝进］

经典中的"桂枝汤"

桂枝汤，被后人誉为"仲景第一方"。明清以后，注家诸说纷纭，有"解表说"者，有"去风"说者，有"和营卫"说者，有"调和肝脾"说者，如此云云，不一而足。但他们的用药理论，其实都还是建立在明清本草的"功能主治"之上的。

从《黄帝内经》中，我们可以看到，其中谈到的用药的方式，都是以"气味"来补泻的。例如："木位之主，其泻以酸，其补以辛"等。况且，《伤寒论》自序中谈到，他"勤求古训，博采众方，撰用《素问》《九卷》《八十一难》《胎胪药录》，并《平脉》《辨证》"。可见，他的医学理论，是脱胎于《素问》《九卷》（即《灵枢》）《难经》（即《八十一难》）；他的用药理论是出自于《胎胪药录》的。可惜《胎胪药录》现在已经亡佚了。万幸的是，陶弘景的《辅行诀》还在。可以留以参考。所以，一个"桂枝汤"，牵连了《内经》《伤寒》《辅行诀》，是一个典型的基础方剂。我们下面将逐步阐释。

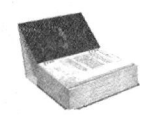

桂枝汤溯源

桂枝汤的本源究竟是什么呢？

陶弘景说："缘诸损候，脏气互乘，虚实杂错，药味寒热并行，补泻相参，先圣遗奥，出人意表。汉晋以还，诸名医辈，张机、卫汜、华元化、吴普、皇甫玄晏、支法师、葛稚川、范将军等，皆当代明贤，咸师式此《汤液经法》，愍救疾苦，造福含灵。其间增减，虽各擅其异，或致新效，似乱旧经，而其旨趣，仍方圆之规矩也。"可见，陶弘景是见过张机的书的。其实，陶弘景甚至一定程度上批评了张仲景的一些做法。如陶弘景在讨论"外感天行"时，就谈到："外感天行，经方之治，有二旦、六神、大小等汤。昔南阳张机，依此诸方，撰为《伤寒论》一部，疗治明悉。后学咸尊奉之……张机撰《伤寒论》，避道家之称，故其方皆非正名也，但以某药名之，以推主为识耳。"这些，都说明了陶弘景不仅看过仲景的《伤寒论》，更知道其中仲景哪些方剂，是"借用"了道家的方药。

仲景的"麻黄汤"即道家的"小青龙汤"；

仲景的"小青龙汤"，即道家的"大青龙汤"；

仲景的"白虎汤"，即道家的"小白虎汤"；

仲景的"黄连阿胶汤"，即道家的"小朱鸟汤"；

仲景的"真武汤"，即道家的"小玄武汤"；

仲景的"桂枝汤"，即道家的"小阳旦汤"……

并且批评他为了"避道家之称，故其方皆非正名也，但以某药名之，以推主为识"的做法。

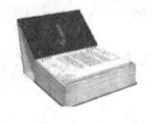

桂枝汤之配用

那么，桂枝汤究竟是怎样配伍的呢？仲景的本义，又究竟如何呢？在剖析桂枝汤之前，我们先来看两个相关的方子。

第一个，是《辅行诀》的"小泻肝汤"。

小泻肝汤：治肝实，两胁下痛，痛引少腹迫急者方。枳实（熬）、芍药、生姜（各三两）。上三味，以水五升，煮取三升，顿服之。不瘥，即重作服之。

小泻肝汤的方义很明显，是治疗"肝实"的。那么它是如何配伍的呢？《黄帝内经》曰：肝欲散，急食辛以散之，用辛补之，酸泻之。岐

第3讲　方药篇
经典中的"桂枝汤"

伯曰：木位之主，其泻以酸，其补以辛……厥阴之客，以辛补之，以酸泻之，以甘缓之。可见，欲泻肝，则当以"酸"泻之。故，小泻肝汤中，主药是谁？是芍药、枳实这两味。其中，枳实，酸，属金，为木（说明："属金，为木"这样的文字，出自《辅行诀五脏用药法要》，以下不再说明，请自行学习，本文不做扩展探讨）；芍药，酸，属金，为土。这两味药，正是"以酸泻之"。所以，是主药。而配伍的第三味药，是生姜。生姜，辛，属木，为土。正是"以辛散之""以辛补之"。是为臣使。虽然药仅三味，但理法井然，深合经旨。这是"泻肝汤"的方义。下面再看看"补肝汤"的方义又如何呢？

第二个，是《辅行诀》的小补肝汤。

小补肝汤：治心中恐疑，时多恶梦，气上冲心，越汗出，头目眩者方。桂枝、干姜、五味子（各三两），大枣（十二枚，去核）。上四味，以水八升，煮取三升，温服一升，日三服。

小补肝汤的方义也很明显，是治疗肝气虚损不足导致的一系列症状。其配伍原则根据《黄帝内经》中的用药法则。我们可以看到，在"小补肝汤"中，谁是主药呢？《黄帝内经》曰："以辛补之"，就是方中桂枝、干姜两味了。其中，桂枝，辛，属木，为主；干姜，辛，属木，为土。这两味药，正是"以辛补之"，同时干姜还能"以辛散之"。所以两味是主药。第三味药是五味子，五味子，酸，属金，为主。是"以酸泻之"。在小泻肝汤中用的是"两泻一补"，而小补肝汤中用的是"两补一泻"。这种组合，体现了补中有泻，泻中有补。补非纯补，泻非独泻。本方的第四味药是大枣。虽然看似简单，但亦当深思之。《黄帝内经》曰："肝苦急，急食甘以缓之。"故方中用大枣十二枚，大枣，甘，属土，为火。故能缓其"气上冲心，越汗出，头目眩"。

通过上面列举的小泻肝汤、小补肝汤两方，我们可以看到《黄帝内经》中以"气味"补泻的脉络。这正是上古医道所采用的用药组方的理论依据。可见，上古医道中的补泻，和我们明清以后的"补泻"用药的理论架构，是并不相同的。要理解上古医经，就得用他当时所运用的理论去分析。

那么，我们现在分析一下桂枝汤。

桂枝汤方：桂枝（三两），芍药（三两），生姜（二两，切），甘草（炙，二两），大枣（十二枚）

《黄帝内经》曰：肝病者……肝欲散，急食辛以散之，用辛补之，酸泻之。

看看桂枝、生姜之辛，辛以补肝；芍药之酸，以泻之，这是理肝的路子。大枣、甘草，一则缓肝，一则补脾。何以故？这正是仲景说的：夫治未病者，见肝之病，知肝传脾，当先实脾。这也是"治未病"的一种表现方式。这里提醒一下，关注大枣的用量。这个12枚的量是比较大的，对比参看"十枣汤"中的毒药峻泻，也只用了10枚而已。这也反过来印证了"桂枝汤"中对补脾的重视。所以说，桂枝汤，其实是理肝气的用方，是典型的脏腑补泻。这一点是后世注家所忽略的。仲景诸方，并没有什么后世反复强调的所谓"治表""治里"的东西。这些都是后世的玩意儿。看起来分得细致入微，其实却反过来也局限了自己的眼光和思路。更影响了自己对古医经的认识和理解。

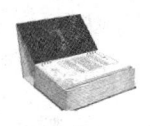

桂枝变方之小建中汤

同样，在这样的理论依据下，我们再看看仲景的"小建中汤"，即桂枝汤中倍芍药，加饴糖。小建中汤，明显是"泻肝补脾"的一个方子。通过调整倍量的芍药来达到泻肝的作用，同时用桂枝、生姜，取得泻中有补的用意，加饴糖，配甘草、大枣，是加强补脾的力道。所以，桂枝汤侧重于补肝理肝，而小建中汤则偏于补脾理肝。一转一合之间，脏腑补泻理法俨然。

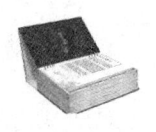

细说桂枝汤

桂枝是太阳病的主药吗？看裘沛然老先生《瘦因吟过万山归——半个世纪从事医学的教训》文中谈及与程门雪老先生关于"太阳病的主药"的问答："伤寒论中某经疾病，有些还有主药。曾记以前程门雪先生同我聊天，有一次他以考试的语气问我：你看太阳病的主药是哪味？其略加沉思，告以桂枝一药。程公相视而笑，我侥幸地总算没有答错问题。"不知老先生今日还是不是这个观点了？哦，这是一篇旧文了。老爷子已然作古，且进一炷心香。桂枝可能不是"太阳病的主药"哦，试为论之。

1. 仲景《伤寒例》中独不见"桂枝汤"。

在桂林古本《伤寒杂病论·卷三·伤寒例第四》章中，太阳经的麻黄汤、阳明经的白虎汤、大小承气汤、少阳经的大小柴胡汤等赫然在列，独不见"桂枝汤"。可见仲景未必是把桂枝当作太阳经的主药。

2. 仲景用"桂枝汤"的本意是什么？

仲景用"桂枝汤"，果真是"解肌发表"吗？恐怕不是。仲景"桂枝汤"乍看似治"表证"，其实是"调理肝脾肺三脏之里证"为主，以平"木强土弱"者也。所谓"表虚证"，其实不过是"里证"表现于外者而已。目前较统一的是"桂枝汤主表虚证"。但对"表虚"的分析，基本都是困在"外邪"上，如人卫版《中医药学高级丛书·方剂学·桂枝汤》就是说："本方证之营卫不和乃外感风寒所致。"其实不然。太阳中风，岂可从"风寒"二字立论？！上海科技出版社的高等"五版"教材（包括新版）皆是如此。那么，何以导致表虚？有三：其一，中气不足，卫气不足以固表。其二，肝气疏泄太过而致表虚。夫肝木旺则风起，风性疏泄，太过则反侮于金，故使开泄太过而导致卫气疏而不密也。此二者皆可以导致肌肤腠理疏而不密。其三，解表开泄太过，亦可导致表虚。此不足论。《伤寒论》中，表虚中风，仲景用桂枝汤治之。桂枝汤方如下。

桂枝汤方（太阳病·上13条文中）

桂枝三两（去皮），芍药三两，甘草二两（炙），生姜三两（切），大枣十二枚（擘）

上五味，㕮咀，以水七升，微火煮取三升，去滓，适寒温，服一升，服已须臾，啜热稀粥一升余，以助药力。温覆令一时许，遍身漐漐微似有汗者益佳，不可令如水流漓，病必不除。若一服汗出，病差，停后服，不必尽剂。若不汗，更服依前法。又不汗，后服小促其间，半日许，令三服尽。若病重者，一日一夜服，周时观之，服一剂尽，病证犹在者，更作服。若汗不出，乃服至二三剂。

禁生冷、黏滑、肉面、五辛、酒酪、臭恶等物。

3. **仲景方意**：夫表虚者，一为脾弱；一为木强。

方中桂枝温阳固表；芍药泻肝；炙甘草益气；大枣健脾补土；生姜温肺胃。和麻黄汤相比，桂枝汤的炙甘草使用二两，是麻黄汤用量的倍量，可见桂枝汤更重补气；而且同时使用大枣12枚，和《伤寒论》中"十枣汤"相比还多2枚，可见桂枝汤中对培土健脾的重视。何以如此重视健脾？这也正是导致表虚证的原因。

其一，中气不足，健脾益气以固表，自不必论。

其二，肝属木，木生风。故肝强则生风矣，风主疏泄，疏泄太过则至表虚矣。桂枝汤方，一方面以芍药以泻肝木，则肝阴得养、肝气得泻，则风平矣。风平故不至疏泄太过，从而平和疏泄太过而致的"表虚"；另外，由于木强，故方中另一方面用大枣、甘草健脾崇土，自强以御木。土旺则木克而不伤；土旺生金，金克木，亦是伐木矣。土旺则中气足，中气足则肺气足，故表虚可复矣。

汤中用"桂枝"，取其能"温阳散寒"之能也。温脾肺诸阳，以兴

第3讲　方药篇
经典中的"桂枝汤"

土金；温卫阳，以散虚寒。"阳浮"则卫气虚，卫气虚则卫阳虚寒不足以固防御邪，故见"啬啬恶寒"矣；故用"桂枝"温阳固表，以助卫阳收复失地也（其实，在"麻黄汤"中，桂枝亦是如此。和麻黄的斩关破节相较，桂枝更重于守城。"麻黄汤"中，当寒客肌腠，正是肌腠之正不足以抗邪，所以才被邪所客，正所谓"邪之所凑，其正必虚"，所以当麻黄宣解肌表腠理之后，难免不再被风寒所客，所以需要桂枝之温阳固表，以助卫阳而坚守失地，助麻黄疏散表邪。麻黄之与桂枝，一攻一守，偏将之与大将也。冲锋破敌，偏将先锋之能也；镇关守边，则非大将不用也）。

桂枝固表守关，则可拒外邪之侵入。然桂枝亦可兴肝木也，木动则生风矣。在麻黄汤中，桂枝此性可助麻黄解肌发表；然桂枝汤证木气本旺，故用芍药之削伐。故肝气者，桂枝取其用；芍药泻其过也。芍药泻肝平风，谨防与外风同气合病故也；炙甘草益气助卫气散邪固表，以实其腠理；大枣培土生金，功在脾肺。生姜温肺胃，一助桂枝温阳固表，一助芍药之伐肝木而散之，一助健运脾胃之阳。本方看似精简，其实关联甚广。虽仅五味，攻守兼备，配合得丝丝入扣，当真是妙不可言。

更妙的还是仲景的用法——热粥、温覆、取微汗。诸说皆是"发汗散邪"，谁知其实是"紧急动员令"矣。方中为益气补土，甘草、大枣量都较重，正是如此，仲景虑其甘缓，故以谷气促之。"谷气"入胃即可透关达表，一为补土，一为督军。正气来复，温覆之，以取微汗（饮热粥亦可助汗）而散其或有客表之风邪矣。

木强土弱之内风，诸药平之；表虚外风之所凑，可汗而散之。如此，则诸症悉平。本方论代入《伤寒论》桂枝汤诸条，不仅十分贯通，而且又反过来也印证了经文条义。这应该才是桂枝汤的真正精髓。

而且，如此论法，正与"杂病例"1条："问曰：上工治未病何也？师曰：夫治未病者，见肝之病，知肝传脾，当先实脾。四季脾王不受邪，即勿补之。中工不晓相传，见肝之病，不解实脾，惟治肝

151

也。夫肝之病，补用酸，助用焦苦，益用甘味之药调之。酸入肝，焦苦入心，甘入脾，脾能伤肾，肾气微弱则水不行，水不行，则心火气盛，心火气盛则伤肺；肺被伤，则金气不行；金气不行，则肝气盛，肝必自愈，此治肝补脾之要妙也。肝虚则用此法，实则不可用之。《经》曰：勿虚虚，勿实实，补不足，损有余，是其义也，余脏准此。"所论契合。

可见，桂枝汤本就不是所谓的"解表药"，而是调和土木金三脏之方药。仲景用来治表虚，天下遂以为是"仲景解肌发汗第一名方"，谬之远矣。众人所谓"发汗解表"云云，以为"桂枝之功"。其实不然，桂枝实无几分发汗之能。桂枝汤之能取汗，不过在于仲景之用法精妙而已。

4. 桂枝能发汗吗？

要研究桂枝究竟能否"发汗"，可从"小建中汤"中得到答案。"小建中汤"不过就是"桂枝汤"加"胶饴""芍药"。即可成"建中"之效而并无"发汗"之说。如此，果"胶饴"有阻碍"桂枝发汗"之能？理法俱未有此一说。奈何"桂枝"在"桂枝汤"中就是"能发汗"在"小建中汤"中就"不发汗"？难道"桂枝"一味可自行随意改变性情？实不经之言也。"桂枝汤"之所以能"发汗解肌"，不在"桂枝"，而实为"啜粥、温覆"方能"取汗"之故矣。"小建中汤"不能发汗，以其并无"啜粥、温覆"，故不能"发汗"矣。汗与不汗，与"桂枝"无干矣。

5. 桂枝该不该"去皮"？

上文可知，"桂枝"并无几分"发汗"之能。故知吴谦于《医宗金鉴·订正仲景全书》中按："桂枝汤方，桂枝下有"去皮"二字。夫桂枝气味辛甘，全在于皮，若去皮，是枯木矣，如何有解肌发汗之功？宜删此二字。后仿此。"诚无稽之谈矣。观"小建中汤"方中，"桂枝"倒是无"去皮"二字，又何曾有"发汗"者耶？谁言"桂枝去皮即是枯木"？《形部阴阳》篇曰：以形言，则花为阳，实为阴；叶为阳，茎为阴；枝为阳，节为阴；干为阳，根为阴；皮为阳，木为阴；地上为阳，土中为阴（白术注：此段出自道家密藏《黄帝内经》）。桂枝去皮，正是取其质也。故仲景"桂枝去皮"正是取其气纯，和其中矣。如此，则与方意正和。

综上，可知"桂枝汤"并非为"解肌发表"而设，则自不足论"桂枝为太阳病主药"矣。堪笑柯琴，于《伤寒论附翼》中胡乱喝彩桂枝汤"为仲景群方之冠，乃滋阴和阳，调和营卫，解肌发汗之总方也。"后世莫不跟着抢着鼓掌喝彩，其实，不过是一批"深怕别人看出自己不懂戏"的附庸风雅之徒罢了。（呵呵，当时少年轻狂，可见一斑了。今且保留，不为批评，仅作怀念。——那时也曾年轻过）

6. 桂枝汤证例

［太阳病·上·第13条］太阳中风，阳浮而阴弱，阳浮者热自发，阴弱者汗自出，啬啬恶寒，淅淅恶风，翕翕发热，鼻鸣，干呕者，桂枝汤主之。

［汤证经义］夫表虚者，卫阳不足矣，故"啬啬恶寒"矣；伤于风，故"淅淅恶风"矣；风为阳，外风袭表、内风达表，皆可使在表之风阳盛矣，阳盛则热，故"翕翕发热"矣；"鼻鸣"者，风邪入经之故也；"干呕"者，木气夹胃气上逆也。"阳浮"者，风气浮于表也；"阴弱"者，土弱营气不足也。风气浮于表者，内外风相干相合也，相合故阳盛，阳盛则热，故"热自发"也。营气不足，津液固摄不及；风阳盛，疏泄太过，故使"汗自出"。此论桂枝汤法，代入此证中十分契合。其他证例亦然。

7. 小儿慎用桂枝汤

桂枝汤虽然貌似平和，但小儿在使用时则应当注意。由于小儿生阳正旺，泻肝则可能导致肝胆气虚而见神魂不安、夜梦惊惧。无他，芍药泻肝、折伐生阳，故也。

一友，知医。孙儿偶病，似桂枝证，遂拟桂枝汤与之。某笑曰："此儿胆气素虚，不当用桂枝汤。若用之，恐见惊惧，当责其父母陪护为妥。"服汤讫，啜粥、温覆如法。小儿睡卧不安，复发梦惊，大叫：

"妈妈救命、我不想死、不要杀我……",其父母大惊失色,遂致电闻讯。某笑曰:"勿惊,此肝气虚而致魂不安舍故也,芍药之过。停药即安。"停药果然。友不信,以为仅小儿偶发梦惊而已,次日又与之,又发梦惊如前,始信果是神魂不安矣。

[吴作智(医道宗源)]

偏方实践录

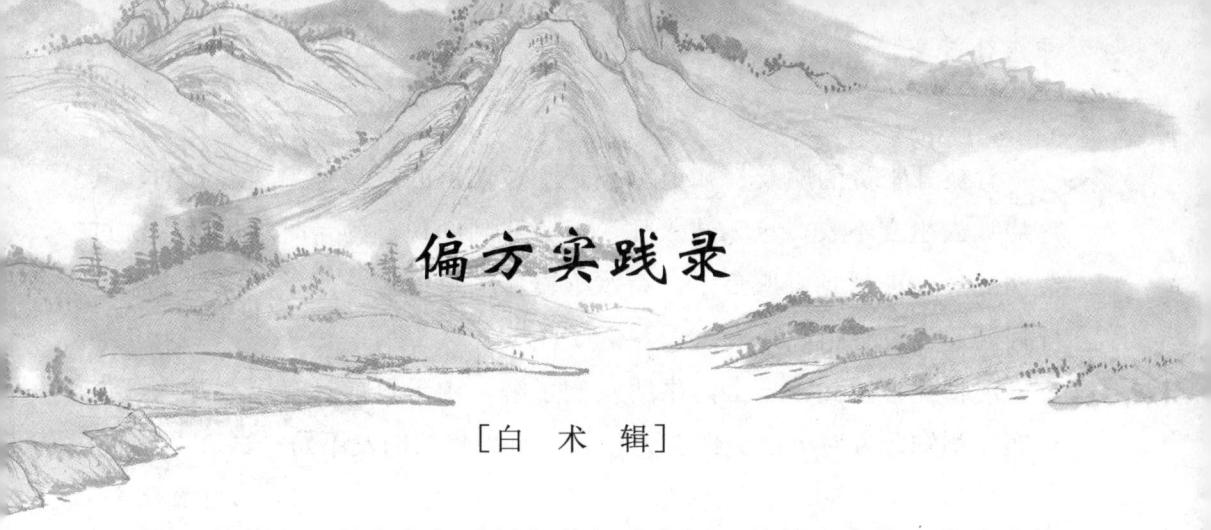

[白　术　辑]

所谓的偏方，是人们经过长期的经验积累，总结出来的一些治病的小药方、小方法。虽然很多都没有清晰的理法，但在治疗某些疾病的时候，却有很好的效果，前人说"偏方治大病，草药遇名医"，大概就属于这一类。在论坛的交流过程中，会员们提供了很多这类的偏方，和应用这类偏方的经验，现集合一处，以供参考。

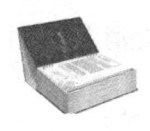

案一：面碱水止烫伤痛

春节回家，听母亲说我的阿姨，被开水给烫伤了，后来用一方法自己治疗，效果非常得好，当时就可止痛且愈后无瘢痕。我一听就来劲了，于是便向母亲详细询问，母亲也说不详细，于是到阿姨家去玩的时候，又特地向阿姨询问，才知道过程及疗效。原因是阿姨当时是在家烧开水，水烧开后，阿姨去把水壶提起来好将开水装进暖水瓶里，可谁知那水壶的把手坏了，当场一大水壶的开水直接浇到了阿姨的脚上。阿姨想起一偏方，于是便用上了，当时就将开水烫伤的刺痛止住了。后来在家休息几天待水疱慢慢消去，也就好了。

方法很简单，原料也比较容易找，比较适用农村家居生活时遇到烫伤的简易治疗。

方法：取面碱（农村蒸馒头所使用的小苏打，食用碱）一把放入开水溶化，再加入冷水将水调冷后，用此水来洗烫伤处。可即时止痛。

有被开水烫的朋友都知道,被开水烫伤后的疼痛是无法忍受的,其疼痛让人坐立不安,也无法入睡,可听我阿姨说,她当时使用碱水洗过烫伤处后,就感觉舒服多了,待水疱慢慢消退后,就好了。没使用其他任何药。也没有出现瘢痕。

现将此方发到论坛上,供朋友们了解,由于目前只有用在开水烫伤一案,不知此方对火烧烫伤有无疗效,有兴趣的朋友不妨一试。

[董兴辉]

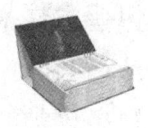

案二：鸡蛋油治慢性结肠炎

患者,女,68岁,患慢性结肠炎,经过很多治疗,不能除根。由于她的经济条件不好,我告诉她一个小偏方让她试用:把鸡蛋煮熟,取鸡蛋黄,熬出油,每天喝,一个月后症状消除,并再也没有犯过病。

[zyg]

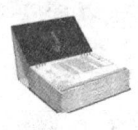

案三：久喘膏

处方：川贝母10g,枳壳10g,蜂蜜150g,香油150ml,梨汁1500ml。

煎好,去渣,取水,加入蜂蜜、香油、梨汁,熬炼收膏。旦暮含服一匙。久则有效。

来源：一老妇来诊他疾,言曾久患咳喘,以此法行之,数月除根。医者若能辨证用之,必有良效。

注：香油即麻油,也就是芝麻油,有润燥通肠之功,从脏腑辨证来

说，肺下合大肠，大肠通畅则肺气宣肃无碍，气机条畅，咳喘易平。再就是有利于收膏。

［许家栋］

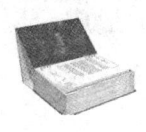

案四：劲酒方

功效：补益气血，育阴潜阳，祛风除湿。

> 处方：党参100g，炒白术120g，熟地黄240g，怀山药120g，北沙参90g，枸杞子75g，黄芪100g，巴戟天100g，葛根180g，续断90g，广升麻30g，山茱萸60g，肉桂丝100g，陈皮75g，甘草36g，五味子36g，川杜仲75g，当归45g，防风90g，白芍60g，生南苍术120g，麦冬60g，红枣30颗，黑枣50颗，北柴胡36g，羌活36g，狗脊60g，秦艽60g。

加减：欲用本方壮阳补肾者，可以加蜈蚣10条，高丽参片18g，龟甲胶18g，鹿角胶36g，苍耳子90g，淫羊藿36g。

方法：上方加好白酒12斤，浸泡15天后可以服用，可以加蜂蜜少许调味。

［huangdr5460］

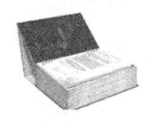

案五：艾灰外用治疗糖尿病足

糖尿病足的病根在于脾。脾的功能受损，肌肤的活力降低，病在足，只因身体远端的血液循环较其他部位更差。糖尿病患者只要出现伤口，都不容易愈合，不仅是双足。出现糖尿病足一般的消炎药膏几乎都无效，珍珠粉的疗效也不尽如人意，可用艾灸后留下的白灰，香油调成膏状，外敷于患处，用纱布或创可贴固定，效果不错。

艾灸灰刚敷于患处时，病人会感觉特别痛，但这种疼痛很快便消失，然后艾灸灰会紧紧地附着于伤口上，形成一层保护膜，即便沾水也不掉。这时，起固定作用的纱布也可去掉。等伤口愈合后，艾灸灰便连同结痂一起掉落。

用艾灸灰治疗各种伤口，其作用等同于百草霜，现在生活在城市里，根本没条件制作百草霜，只好用艾草灰代替。我也曾用其处理出血性伤口，止血消炎作用的确比西药强。

[MMDIZZY]

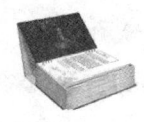

案六：老陈醋外用治疗足跟痛

有联曰：奇妙土方医久病；民间祖术治难疴。

我来讲一个故事，意在帮助那些苦于病痛折磨的人。我的连襟足后跟走路落地就痛，到医院检查，诊断为骨质增生。大小医院、中西医、打针吃药，都没效果。动手术也不能根治，不久又会复发。他行动不方便，撑着棍子，走不多远就得停下来休息。走一步，痛一下，痛苦万分。

我问："那怎么办呢？"他说："没办法。"实际上，他还是没有停止求医问药。

过了很久，我又打长途电话问他的情况。他告诉我："老家人告诉一个土方子，正在试试。"土方子简单易行，又不要多少钱。即用老陈醋（或是家庭的老醋坛水，越陈越好）和米饭捣成泥敷痛处。

又过了不久，我又问他，他高兴地告诉我，足跟不痛了，丢掉拐棍，走路正常了。

我感到奇怪了，这么一个土方子治好了这难治的病！

我也感到高兴，这方子可以解除多少人的痛苦啊！特别是我们的老百姓求医难、治病难，我向他们介绍，不就是造福于人么！

因此，凡是见到患有骨质增生病的人，我就要他们试试看，效果都不错。

[休闲居士]

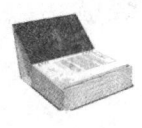

案七：治疗压疮的小方法

花椒煮水洗患处，晾干，然后用酒精灯（别的火不行）将茜草烧成近似炭状、成粉，再用高度的白酒和成糊状。敷于患处。24小时换一次。

一个患者告诉的，他老伴压疮就是这样治愈的。

[假大夫]

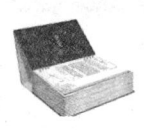

案八：痔疮下血方

便后滴血，手纸血染者，不辨内外痔，取仙人掌肉200g，槐角100g，50度以上白酒1000ml，浸泡7天后可用。每晚一小盅，忌辛燥。

注： 不少患者也在用。用后血止，惟复发率高，尚未解决。所以公布出来，让大家完善。酒当泡至拉丝，效方好。

[周海清]

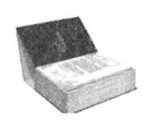

案九：感冒咽喉痛方

20世纪70年代，有一年冬天感冒咽喉痛，十多天也不见好，当时也没什么药，村里的赤脚医生给我开了一个方：板蓝根20g，射干10g，玄参

10g，山豆根10g。当茶泡水喝，只喝一剂就好了。这个方我一直保留着，无数人用这个方，只要感冒咽喉痛兼有发热、咽喉红肿、便秘等症状，用1～2剂都能好，现在把它献出来，感冒有上述症状的可以试一下。

［八月札］

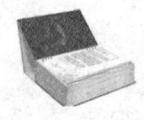

案十：化痰止咳经验方

处方1：威灵仙、石韦各10g，生姜30g。

水煎，水烧开后文火炖30分钟，再加30g红糖，温服。

处方2：麻油100ml，土鸡蛋2个。

煎好后食用。一日2次。此方3～5日见效。

［liangg］

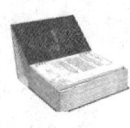

案十一：糖尿病外用方

处方：木鳖子（去皮，要里面的核）60g，黑牵牛子、白牵牛子各30g，白胡椒7粒，白皮鸡蛋（没有和公鸡交配过的）4个。

用法：将药碾碎，把鸡蛋打开后，与药末搅拌均匀，涂抹在白布上，糊在病人的足心、足背、足踝部（足趾除外，注意男左女右）15个小时不准下地，当日或次日见效，轻者一剂，严禁吃梨，三日内不许同房。

［罗郎中］

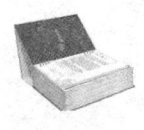

案十二：扁平疣方

自拟消疣汤治疗面部扁平疣12例，痊愈8例，明显减轻3例，无效1例，特与各位同道分享。

> 处方：黑柴胡10g，栀子10g，野黄芩10g，大桃仁10g，红花10g，京赤芍10g，醋香附10g，大青叶15g，板蓝根15g，生薏苡仁50g，紫草15g，木贼15g，生地黄30g，珍珠母20g，白茅根30g，生甘草6g。

［厚德堂］

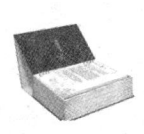

案十三：腰腿痛方

肾虚腰腿痛，为临床的常见病、多发病之一。本人早年收集到一个治疗腰腿痛的单方并用之治疗患者多人，屡试屡验，现介绍如下：骨碎补100g，狗脊150g，核桃肉50g，红枣10枚，与砍碎的猪尾巴一条加少许盐同煎食，能饮酒者以酒送服，每天一次，一般两天见效，3~5天可愈。

［飞雪菀嘉］

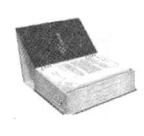

案十四：膝关节滑膜炎关节积液外用方

临床治疗膝关节滑膜炎关节积液，西医多以抽液、注射激素为主，或是关节冲洗，很多临床疗效不理想，我有一外治方法应用多年疗效稳定奉献给大家。

> 处方：怀牛膝250g，天南星25g，乳香5g，没药5g，芒硝50g，鲜姜500g，栀子50g。

将鲜姜捣成泥状，其他药物共研末，和姜泥一起调匀，然后加面糊调成糊状摊在布上贴在患处即可，用绷带绑紧。然后用电熨斗或者神灯来烤患处，每次烤1～2小时，每天烤2次，药干时可以解下来加少许水调成糊状再用，一剂药3～5天即可使积液消失。

[ljg1977]

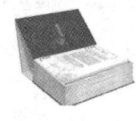

案十五：溃疡性结肠炎方

> 处方：制附子10g，炮姜片10g，炒白术10g，厚朴30g，木香30g，枳实12g，白头翁10g，川黄连6g，地榆15g。

水煎，每日2次分服。

加减：症状偏热者，加重白头翁、黄连用量；偏寒者，加重附子、炮姜用量；便血者加海螵蛸、丹参；呕恶者，加半夏、藿香；无论何型，厚朴、木香必用。

[悬壶济世长叹息]

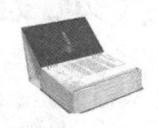

案十六：早搏方

> 处方：人参（阳虚用红参、阴虚用西洋参）8～10g，麦冬12～15g，五味子6～10g，炙甘草15g，当归15g，黄芪30g，甘松15g，延胡索15g，珍珠母30g，苦参15～20g，柏子仁15g，丹参15g，毛冬青30g，龙眼肉15g，龙齿15g。

加减：胸闷气短，加瓜蒌30g，薤白15g，半夏15g，降香15g，同时舌下含化丹参滴丸；心前区痛甚，加川芎15g，鸡血藤30g，三七粉（冲服）3g；失眠，神经衰弱，加炒酸枣仁30g，远志10g，首乌藤30g；烦躁易怒，两胁胀痛，加柴胡10g，白芍15g，郁金15g。

窦性期前收缩为临床常见病证，尤以围绝经期妇女多发。中医学认为该病主要是心气阴两虚，血不养心。治宜益气补血，养心复脉。此是我多年的临床经验，效果显著。一般15天为1个疗程。

[杏林村夫]

脉管炎专方——脱疽汤

> 处方：金银花45g，玄参15g，当归15g，黄芪30g，蒲公英15g，薏苡仁30g，制乳香15g，炙龟甲15g，生甘草15g，石斛20g，丹参20g，牛膝20g，赤芍20g，全蝎12g，蜈蚣3条。

水煎服，每日1剂。

此方是四妙勇安汤、当归补血汤、四味健步汤、活络效灵丹、止痉散合方。取四妙清热解毒；当归补血汤补气养血，气行则血运；活络效灵丹活络化瘀，止痉散止痛通经；四味健步乃黄煌老师治疗下肢血管疾病的专方。

林某，男，46岁。2012年6月，因双足红肿溃烂伴剧烈疼痛6个月来诊。

诉6个月前，双足开始红肿发热，出现轻微疼痛，渐进性加重。去小门诊被诊断为炎症，吃抗生素不解。疼痛逐渐加重，且双足出现多处溃烂，大如钱币，小如豆粒，流清稀脓液。于市人民医院检查诊断为"双足血栓闭塞性脉管炎"，住院1个月余，打了不少活血和抗生素针剂，病情未能控制。每子午时痛得嗷嗷大哭。曾多次注射芬太尼、布桂嗪等止痛针剂，无效且有成瘾之势。溃烂加重，自觉双足冰凉，疼痛无休止。转诊多处，效不佳。

刻诊：愁苦面貌，双足红肿，多处溃烂流清稀脓水，且左大指腐烂掉一小节，扪之足部皮肤冰凉，双足背动脉搏动消失。脉左沉细，右无。舌质鲜红裂纹满布，无苔。林某诉最痛苦的是疼痛，每时每刻均痛，子午时分疼痛最剧烈。这6个月未能睡一个安稳觉，常半夜痛得痛哭，甚者彻夜不能睡。称再止不住疼痛不如去死。

患者的病原为毒热之型，惜治疗不得法，滥用抗生素，久之正气渐亏，阳证转阴，且舌苔可见体内阴液亏损之重。

> 处方：金银花45g，玄参15g，当归15g，黄芪30g，蒲公英15g，薏苡仁30g，制乳香15g，炙龟甲15g，生甘草15g，石斛20g，丹参20g，牛膝20g，赤芍20g，全蝎12g，蜈蚣3条。

3剂，水煎服，每日1剂。

三日后复查：精神大为好转，诉这三日未打止痛针也未吃止痛片，但疼痛大大减轻，每子午时疼痛也较轻，尚能入睡。这几个月从未有如此轻松之感，且这三天基本上都在睡觉，林某自嘲这一次把没睡的觉全补回来了。双足部红肿减轻，溃烂处有黄色脓液，碰触时有血液流出。舌上有很薄的一层薄苔。证明正气渐复。以上方连进10余剂疼痛即止，溃疡面大大缩小。后给予生肌长肉之药外用配合黄芪30g，金银花15g，当归15g，甘草10g，四味煎水常服收功。

附：此方作为余治疗脉管炎之专方，曾用多例，止痛敛疮效果均佳。亦可用于糖尿病坏疽症。切记脉管炎患者切不可见炎消炎，滥用抗生素，否者遗祸无穷。

[高磊（杏林回春）]

旋花代赭小柴胡汤加减方

> 处方：柴胡、黄芩、姜半夏、党参、旋覆花、煅赭石、陈皮、炒枳壳、茯苓、炙甘草、炒川楝子、竹茹、炒麦芽、炒白芍、干姜。

主治：脘腹胀满，打嗝反酸，胃脘灼痛，食后作胀，胸闷不舒，嗳气痞满。

此方本人临床常用，治愈病例甚多，现举一例为证。

滕某，男，48岁。患胃炎伴反流性食管炎多年，求治无果，甚是痛苦。于2010年8月份经人介绍来此就医，寻求中医解决办法。刻下：打嗝嗳气，脘腹壅满，不食则饿，食之饱满，偶有痛感，水谷难下，甚是苦闷。言语流利声音清亮，面色微红，舌质稍胖，色暗，苔薄稍见滑腻，脉沉实见濡。此为肝郁脾虚、气逆上扰、痰湿困着，素多方求医屡未见效，多治以胃，而未及于肝。肝气横逆，损伤脾气，治肝以疏和气机，通调脏腑而气失和顺，脾受肝伤失于运化而痰湿滞留，水谷不受。气无出处，食无降解，壅满自负而痛苦不可言喻。

遂用以旋花代赭小柴胡汤加减，3剂即效，滕某甚是高兴来电同贺，后复诊巩固，愈后至今无恙。

［逸山尚水］

黄连上清丸与补中益气丸合用

"黄连上清丸"与"补中益气丸"都是常用而又卓有成效的中成药，但是，它们各自有独特的适应证，恐怕很少有人将其合用吧？

然而，这两样成药合用的效果却又令人惊讶，使我难以忘怀，特此叙述出来，贡献给大家参考。

头一次应用，那时我还是黑龙江中医药大学一年级学生。女朋友脑门正中也就是"印堂"部位长了个热疖子，初时只有绿豆大小一个脓疱，我俩谁也没有重视，只吃了一些牛黄解毒片和四环素压制。不料某一日夜晚，这个疖肿忽然向周围扩散，几小时内便肿成如同茶杯口大，连眼睛也难以睁开！当时吓了一跳，好在有学校的多种中成药，于是当晚十点钟急服黄连上清丸和补中益气丸（大丸）各一丸。之所以同服补中益气丸，是当时我觉得这个疖肿突然沿皮下蜂窝组织扩散，应当与中医学"疮疡内陷"理论属于同一概念。服药后，紧张观察至夜半子时（0时整），忽见茶杯口大的红肿之处开始迅速缩小，20分钟之内竟完全消退，及至天明，只遗留小米粒大的一个小坑，周围皮色完全正常，皮下再无半点化脓症状。简直神了！事后和外科老师说起，遭到一顿训斥："胡闹！头面三角区，这么严重的感染扩散，已经接近败血症了，怎么不马上住院治疗？"（今日回想起来，却也有疑问：真要去住院打点滴，两个小时就能好么？不一定吧……）

第二次应用是我仍在上学时，忽然接到通知说我哈尔滨的一位亲戚（姑奶奶，73岁高龄）病重不行了，要我赶去协助操办后事。我去一问病情，不大便十余日，头痛，吃不下饭也有五天了。中途由医务所护士给她灌肠通便好几次，但事后肠胃饮食仍然无法正常，诸症日趋沉重，周围没有人认为她还能活了。我当时察看舌绛，苔黑燥，属于热实之症嘛！（脉象怎样记不清了，因我当时把脉技术并不高明）。于是立即想到黄连上清丸，由于年事已高，又多日未食，自然也要同服补中益气丸"护气"。好在老人吞药还行，服后第二日清晨，排出满池子的偏黑色大便，头也不痛了，胃口也来了，诸症豁然而愈，此后又活了三年，至76岁寿终。

还有一位老人，60岁，深秋天气骤冷之后，忽然频频畏风流涕不止，自诉服感冒药无效，而且莫名其妙的双手手掌肿大不能握拳，去当地医院化验，除血脂偏高之外，其余各项均不见异常，遂打长途电话问我。此时我已行医多年，由于无法望舌切脉，先根据经验，判断其阳气不足，用手机短信发过去"吴茱萸汤"加细辛，服后当即流涕感冒症状消除，但手掌仍肿而不退。考虑这应该是个实证（虚中夹实），遂通知她将补中益气丸与黄连上清丸同服，以观其效。第一日，只买到补中益气丸，未买到黄连上清丸，自诉单服补中益气丸，"腹中觉胀"。更加证实是个实证，急嘱其立即寻购黄连上清丸。第二日，同服黄连上清丸，手肿消退！

最近一次两药合用，是我自己。前一段时间，我忽然牙龈肿痛，继而整个口腔溃疡，初时未在意，只单服黄连上清丸，不料往常极为有效的黄连上清丸居然多日无效！再同服头孢菌素，依然无效；想起《黄帝内经》所谓："诸寒之而热者，取之阴。"于是加服杞菊地黄丸养阴，它平时对牙痛是极为有效的，不料此时竟也无效！我心中大奇，思之良久，忽然感悟：时令正值深秋，周围人群大都有些气虚，我舌苔不厚，必然也是气虚！于是急寻补中益气丸（水蜜丸），与黄连上清丸同服，一夜之间，牙龈肿痛与口腔溃疡尽除！

我不禁深有感触，《黄帝内经》"诸寒之而热者，取之阴"不过是给人一种提示而已，不可当作教条。其实，思路引申，在秋冬之季，应再加上一句："诸清之而发者，取之气。"

[shenyvf]

捻子酒

寻乌客家地区喜欢用捻子浸酒,称作捻子酒,有"东方葡萄酒"的美誉,其具有活血补血、舒筋活络等功效,对治疗风湿痹痛效果特别好。为什么喜欢用捻子来浸酒呢?其实这个跟捻子本身的特性有关,下面请听我慢慢道来。

捻子是一味滋补性的中药材,乃药食两用之佳品。清赵学敏的《本草纲目拾遗》对捻子的功效有着详细的记载,他在《本草纲目拾遗》卷八果部下倒捻子条云,"纲目:都捻子,即倒捻子,仅言其治痰嗽哕气,暖腹脏,益肌肉而已。时珍曰:食之必倒捻其蒂,故谓之倒捻子,讹为都捻子也。味甚甘软。粤语:都捻子窠丛生,花如芍药而小,春时开有红白二种。子如软柿,外紫内赤,亦小,有四叶承之;子汁可染,若胭脂。花可为酒,叶可曲,皮渍之得胶以代柿。苏子瞻名为海漆,非漆而曰漆,以其得乙木之液,凝而为血,可补人之血,与漆同功,功逾青粘,故名。以其为用甚众,食治皆需,故名都念。产罗浮者,高丈许,子尤美。岭南酒有以花为酿而杂以诸果者,花则以槟榔花为最,果则以倒捻子为最。倒捻子,又名粘子,花于暮春,实于盛夏,谚曰:六月六,粘子熟。熟以为酒,色红味甘,人与猿猴争食之,所在皆然。东坡杂记:吾谪居南海,以五月出陆至滕州,自滕至儋,野花夹道,如芍药而小,红鲜可爱,窠丛生,土人云,倒粘子花也,至儋则已结子,烂紫可食,殊甘美,中有细核,嚼之瑟瑟有声,亦颇苦沁。儿童食之,使大便难。野人夏秋下痢,食叶辄已。子活血、补血,研滤为膏饵之,又止肠滑。"从《本草纲目拾遗》可知捻子为天然野生活血补血珍品果,而且在很早以前就是有"熟以为酒"的习俗。所以捻子浸酒其实是有很

169

悠久的历史。

寻乌客家有歌谣曰："七月节，捻子红一节；八月半，捻子红一半；重阳九月九，捻子好浸酒。""七月节"是指农历的七月十四，在客家人的习俗里这是一个节日；"捻子红一节"是针对单个的捻子而言，已经成熟了一节，其成熟的早些的捻子已经成熟了一大节，甚至全红或呈紫红色。"八月半"就是农历的八月十五，中秋节。"捻子红一半"是针对于满树的捻子而言，指满树的捻子已经有一半的已经全熟了。而"重阳九月九，捻子好浸酒"是指重阳节时的捻子被人们采摘的差不多了，或者成熟后脱落的差不多了，剩下的是迟熟的捻子。此时还挂在树上的捻子已经自身发酵的有酒味，而这种捻子最适合浸酒。客家其他地区有关捻子的说法虽不尽相同，但大意还是一样，比如"七月七，捻子滴啊滴；八月八，捻子哒啊哒；九月九，捻子甜过酒。""八月半，捻子乌一半；九月九，捻子乌溜溜；十月燥，捻子甜过酒酿糟。"说的其实都是捻子本身就是有发酵后有酒味的情况。

一般来说，民间用于浸泡药酒的药材多是药食两用、滋补气血、调补阴阳之物。而捻子刚好有补血安胎、滋补肝肾等功效，是浸酒用药的佳选。再加上捻子本身有发酵后有酒味的情况，依据捻子本身的发酵性质再拿来浸酒，可以增加捻子酒在体内活血补血的功效，如果再增加其他如金樱子、大生地黄、全当归等药效果更好。有李时珍的"暖腹脏"和苏东坡的"儿童食之，使大便难。"可以推知捻子其实是温性的，如果是单纯用捻子来泡酒的话，最好是一次少喝，以免上火；另外也可以加枸杞子、大生地黄、粉牡丹皮、浙玄参、麦冬等性凉平和之品来中和捻子的温燥之性。捻子酒泡出味之后，其颜色深红、味道甘甜、酒味醇厚，毫不逊色于红酒，少少饮之可以消除疲劳、强身健体、活血补血、滋补肝肾、舒筋活络。

［黎小裕］

但见一证便是，不必诸证悉具

"伤寒五六日，中风，往来寒热，胸胁苦满，嘿嘿不欲饮食，心烦喜呕或心中烦而不呕，或渴，或腹中痛，或胁下痞硬，或心下悸小便不利，或不渴，身有微热，或咳者，小柴胡汤主之。"

"伤寒中风，有柴胡证，但见一证便是，不必悉具。"

胡希恕老解释说："咱们这个柴胡剂有四个主证呀，就是是否胸胁苦满，往来寒热，默默不欲饮食，心烦喜呕。这是用小柴胡汤的四个主证。那么他有些或然症状。这个就我们方才讲的。半表半里这个部位呀，脏腑相连。这个邪充实在这个部位，能够波及许多脏腑发病。那都是发一个器质的病变了，影响到这个功能。所以我们这个或很多，或心下悸，小便不利。或咳，或渴，肋下痞硬，它影响到肝脾，肋下痞硬，影响到胃，胃不和就要渴，影响到肺它就要咳，可是这些或然的客证，不是主要的，只要有四证存在都可以治疗。"

是否果真如此呢？最近有一个案例写下来，与同道共享。

2013年11月16日晚，一友人聊起其妻，妊娠5个月，不知何因，两天来，一到下午5时左右，就发热发冷，胃口差，头晕头痛。由于是孕妇，白细胞高（医院检查结果），住院两天，医院用药也很谨慎，15日输液治疗，体温降了，16日又复发，发热时最高达40℃，发冷之后发热，有汗。医院似乎也没更好的办法。

友人向我咨询用药的禁忌和处方，故而想起《伤寒论》柴胡证的"但见一证便是，不必悉具"。因此，患有寒热往来的症状，于是让友人使用小柴胡颗粒，友人言其妻兼有脾胃湿热，故商议使用处方煎药，以便稍作加减，适量轻剂以试用。与友人探讨之后，处以下方。

处方：柴胡8g，黄芩6g，半夏5g，党参8g，生姜6g，大枣4枚，甘草6g，黄芪9g，白术8g，玄参8g。

嘱咐友人煎药少量频服，并随时观察病人的反应。

18日晚，与友人通话，已经不再发热发冷，病已向愈。

19日，患者出院。

[彭文灿（彭氏医家）]

小续命汤治疗顽固性咳嗽

某女,60岁。一年前因为吃冷东西,并在回家的路上骑自行车受风,这一年来,一直咳嗽,饮食、大小便无异常。先后看过几次西医,拍过X线片,治疗无效。现症状:干咳断断续续,出汗,乏力,咽部发痒,有些疼痛,舌苔薄白,脉沉细。初按柴胡汤证治。

> 处方:柴胡20g,黄芩10g,党参15g,半夏15g,甘草12g,桂枝15g,黄芪20g,防风20g,白芍15g,五味子12g,麦冬12g,牛蒡子6g。

2剂。患者最后反应,效果不佳。

再细查,患者咳嗽时间久了,金不生水,有可能造成肺肾两虚,所以用张景岳的金水六君煎。

> 处方:当归15g,熟地黄15g,陈皮10g,法半夏10g,茯苓10g,生甘草10g,五味子10g,干姜6g,桔梗15g,细辛5g,牛蒡子15g。

2剂。患者说,有效果,但不大。

至此自觉很是郁闷,患者怕冷,黄元御也认为咳嗽之证由于胃逆肺寒,那么我就选取了小续命汤。

> 处方：麻黄10g，桂枝15g，防风10g，白果10g，杏仁10g，黄芩6g，党参15g，甘草15g，川芎10g，白芍10g，射干15g，生姜6g，大枣5枚。

6剂。患者反映，咳嗽已经停止，咽部变得舒服，不发痒。

最后用小续命汤取效，我认为是由于此方乃治太阳中风的，祛风扶正，其中麻黄、防风、杏仁、生姜开表泄闭，疏通经络而驱风邪外出，党参、附子、桂枝益气温阳以扶正，川芎、白芍调气血，有助于正气恢复；并取苦寒之黄芩，射干清解里热，白果敛肺止咳。

［许朝进（sjtusjtu）］

口腔溃疡的"特效药"

现代人由于"起居无常，饮食无节"、生活压力大等原因，导致很多人都曾为口腔溃疡苦恼过。所以说口腔溃疡是一种常见病、多发病。本病发病原因多样，西医认为可能是免疫力下降，病毒和细菌感染或者是缺乏维生素，也可能是缺少锌导致。医生常建议患者选用意可贴、冰硼酸等方法治疗，然而其效果也时好时坏，很难让人满意。

在中医学看来，口腔溃疡属于"口疮"范畴。主要是由于心脾积热，阴虚火旺，脾肾阳虚等原因引起。心脾积热属于实火，此类患者多数喜食辛辣厚味，导致湿浊不化，蕴而为热所致。阴虚火旺属于虚火，此类患者体质本来就属于阴虚火旺，加之劳伤过度、思虑过度、睡眠不足等原因，造成津液耗损不能上泛滋养肌肤而病，而脾肾阳虚则属于虚寒症，患者素体脾阳虚弱，加之其他损伤元气的因素导致"寒火上乘"。前二者多发于年轻人而后者以中老年居多。中医根据辨证多采用清热泻火、滋阴清火和健脾温中等方式治疗。效果较慢，远达不到患者的预期。

一次偶然的机会，笔者在文献上发现矾糖膏一方，甚感兴奋，查阅相关文献了解其药理作用后熬制成膏，由于笔者身处学校，很多师生都为该病苦恼，于是将其熬制成膏剂后分包装成水果糖的形式——名曰"矾糖果"以方便师生取用。实践中运用于上百名患者，疗效显著，有效率达到90%以上，而且复发率低。对于一些顽固的病情，先用矾糖果服用三次以上，同时采用清热泻火、健脾温中等方式对症治疗，都取得满意疗效。

其组成和制作方法：白矾与白糖的比例为6∶4。具体制作方法：将白矾和白糖按照上述比例称好后，放入器皿内，置文火上加热，待其融化成膏后，稍冷却即可使用。用法：用棉签蘸矾糖膏涂于溃疡面上，如果不方便融化直接取一小块敷在溃疡面亦可。在使用矾糖膏后，溃疡处疼痛增剧，口流涎水，一般3～5分钟即可消失。

药理分析：白糖可以生肌收敛，促进溃疡愈合，同时还具有一定的抑菌作用。而铝可以作为免疫佐剂，增强人体的体液免疫和细胞免疫应答。其实铝作为药物使用在治疗消化系统疾病的时候也有运用，比如硫糖铝可以黏附于上皮细胞核溃疡面，增加黏膜保护层的厚度从而作为胃病的常用药。

[btdoctor]

说说麻黄那些事

麻黄，是很好用的一味药，可是自古以来不少说法是用不好就麻烦，束缚了医家手脚。我初行医时，见父亲经常用麻黄，只是自己多不敢用，怕用不好惹事。有道是，学问与年岁俱长，胆识也当与实践共进。随着实践经验的积累，我对麻黄的使用有了更新的认识。先看看医圣对麻黄的用法，以见制方的严谨。

在《伤寒论》与《金匮要略》中，粗略地统计了一下，用麻黄的方大概有二十八方，其中，剂量也不尽同。太阳表实、阳证用量最重，如大青龙、越婢汤、越婢加术汤皆用六两，合今日公制九十余克；少阴病发热、阴证用量轻，如麻黄附子汤，麻黄附子细辛汤，只用二两，就是三十多克，是阳证用量的三分之一，阴阳用法判然如此。发汗，麻黄必伍桂枝，如麻黄汤、葛根汤，麻黄用三两，桂枝用二两，比例是三比二；而大青龙因有郁热，桂枝虽然也用二两，却只是麻黄的三分之一。麻黄伍生姜也是常法，大青龙用生姜三两，用量超过桂枝，药后无须温覆，即可汗出，与麻黄汤不用生姜，药后"覆取微似汗"的将息法有所不同；越婢及越婢加术汤也用生姜三两，是为协助麻黄散水气，不与桂枝为伍就少发汗之力。麻黄汤的发汗力度不及大青龙，其机巧在于麻桂的比例及是否用生姜。葛根汤虽然也用生姜三两，而是在桂枝汤的基础上加了葛根与麻黄，其中有大枣养津液，芍药敛营阴，其发汗力度就更小了。大青龙则不然，用桂枝、生姜助发汗，就用大枣助汗源，且无须芍药之掣肘。小发汗方如桂麻各半，桂二麻一，其用桂枝汤药味的体例是不变的，虽有汗出也不避麻黄，只在恶寒无汗与发热汗出之间斟酌麻黄与桂枝的用量。略加分析麻黄用量及麻桂方的药味变化，制方严谨与移步换形之妙可见一斑。

《神农本草经》言麻黄："味苦，温，主中风伤寒头痛，温疟。发表出汗，去邪热气，止咳逆上气，除寒热，破癥坚积聚"。其主中风伤寒头痛，发表出汗已如上几方所治，那么"温疟"者何？《素问·疟论》以"先热而后寒也，亦以时作，名曰温疟"，其发热恶寒可知，也必以麻黄发表出汗；《金匮要略·疟病脉证并治》言："温疟其脉如平，身无寒但热，骨结痛烦，时呕，白虎桂枝汤主之。"则热病无表寒即不可用麻黄也明矣！并非有内热就不可用麻黄，其麻杏石甘汤、大青龙汤、小青龙加石膏汤等方即为治温方，麻黄伍石膏即可。后世温热家独不喜麻黄，言治温热力避温燥是有见地的，而温热初起，麻黄剂并非绝对不可涉足。我最初行医时，也被一些医家所影响，治热病只要见咽喉疼痛，舌红苔黄即不敢使麻黄剂，多取连翘、金银花、荆芥、薄荷、桑叶、菊花等平和之品，然疗效不尽如人意，故而在十几年前就摸索此类病的治法，虽然不敢随意应用麻黄剂，也根据大青龙体例，发明"代大青龙汤"，疗效得以提高，然体例近似，终不抵用麻黄的大青龙效力。根据经典对咽痛及咽喉不利的论述及治法，我又在实践中把麻黄与升麻、甘草、桔梗等合用，发明"二麻汤"，用于治疗以咽喉红肿疼痛为主的热病，多可一二剂愈，虽在夏日也不避麻黄。《本草正》言："麻黄……大能表散风邪，祛除寒毒。一应温疫、疟疾、瘴气、山岚，凡足三阳表实之证，必宜用之。若寒邪深入少阴、厥阴筋骨之间，非用麻黄、官桂不能逐也。但用此之法，自有微妙，则在佐使之间……故仲景诸方，以此为首，实千古之独得者也。今见后人多有畏之为毒药而不敢用，又有谓夏月不宜用麻黄者，皆不达。虽在李氏有云，若过发汗则汗多亡阳，若自汗表虚之人，用之则脱人元气，是皆过用及误用而然，若阴邪深入，则无论冬夏，皆所最宜，又何过之有。此外，如手太阴之风寒咳嗽，手少阴之风热斑疹，足少阴之风水肿胀，足厥阴之风痛、目痛，凡宜用散者，惟斯为最。然柴胡、麻黄俱为散邪要药，但阳邪宜柴胡，阴邪宜麻黄，不可不察也。"诚哉斯言！《本草正义》也说："麻

第3讲 方药篇
说说麻黄那些事

黄轻清上浮，专疏肺郁，宣泄气机，是为治感第一要药，虽曰解表，实为开肺，虽曰散寒，实为泄邪，风寒固得之而外散，即温热亦无不赖之以宣通。观于《本草经》主中风伤寒，去邪热气，除寒热之说，及后人并治风热斑疹，热痹不仁，温疟岚瘴，其旨可见……"观此等语，乃临床家真言，麻黄焉可不放心使之？

麻黄平喘效力是医家的共识，一般认为有汗不可用麻黄，然治"汗出而喘，无大热者"的麻杏甘石汤，麻黄用四两与杏仁、石膏为伍，"咳而上气，此为肺胀，其人喘，目如脱状，脉浮大者"的越婢加半夏汤麻黄用六两与石膏为伍已如上述。此等证都可见汗出，也可认为是治温热方，麻黄在此就不可认为是发表出汗所用了，是取平喘之功。虚喘之证，一般认为不可用麻黄，然以此治标也未尝不可。张景岳发明金水六君煎，以六君子加当归，重用熟地黄，治"肺肾虚寒，水泛为痰，或年迈阴虚、血气不足，外受风寒，咳嗽呕恶，多痰喘息等证，神效"，我在实践中遇此类喘疾，以苓甘五味姜辛半夏汤加杏仁，重用熟地黄，佐用麻黄，其效也不虚言也！

香薷，味辛，气温，能发汗解表，有行水散湿之功，被誉为夏月之麻黄，代表方有《太平惠民和剂局方》香薷饮，配白扁豆、厚朴，治夏月饮冷受凉，外感于寒，内伤以湿，无汗而恶寒发热，头痛身重，四肢倦怠，胸脘痞闷。在此方基础上，又有黄连香薷饮、五味香薷饮、十味香薷饮等方，陈修园在《时方歌括》中歌曰："三物香薷豆朴先，若云热甚宜黄连，草苓五物还十物，瓜橘参芪白术全。"甚至《温病条辨》中，吴鞠通在三物香薷饮的基础上把白扁豆换为白扁豆花，加金银花、连翘，命曰：新加香薷饮，治手太阴暑温发热无汗，恶寒身重而疼痛。其实在《金匮要略·痉湿暍病脉证治第二》中，师言："湿家身烦疼，可与麻黄加术汤，发其汗为宜"，用麻黄汤配伍苍术，"覆取微似汗"，并行表里之湿。夏月人若不顺应天时，随汗出而泄热，贪凉饮冷，外感发热夹湿，多被称为"阴暑"证，其实也是"伤寒"，只是在夏月人常汗多，惧怕麻黄发阳，故而医家有用香薷代麻黄的习惯，试问，若不受寒，哪来汗孔闭塞，发热恶寒无汗之证？有是证而用是方，麻黄夏月何必畏惧，精义在于发汗禁忌证以及服药之法，故而虽在冬月使麻黄也应于汤法中仔细推求之。

[樊正阳]

苍术白虎汤加味治疗阳痿一例

岳某，男，29岁。患者系甘肃来蓉服役官兵，近期将退役，已婚，妻子在兰州。患者阳痿，勃起不坚，阴囊潮湿。前医给予鹿茸等补阳药，阳痿更甚，导致晨勃亦消失，反而出现口干症状。更医给予龙胆泻肝汤之类方剂，基本无疗效，口干更甚，渴思冷水。后得知我男科疾病治疗得多，特来求诊。二便尚调，纳食可。舌淡红苔黄腻，两手脉弦细略数。给予苍术白虎汤合柴胡温胆汤加蜈蚣（以下剂量是在药房代煎的剂量）。

> **处方**：苍术20g，知母20g，生石膏20g，柴胡12g，黄芩8g，陈皮12g，法半夏18g，茯苓20g，枳实12g，竹茹12g，蜈蚣3条。

3剂。共煎9袋，患者服5袋后口干消失，晨勃恢复，夜晚勃起坚硬，勃起时间延长。但因未同房，尚需进一步观察疗效。后给予柴平汤一类方药巩固。

按：《黄帝内经》云："前阴者，宗筋之所聚，太阴阳明之所合也。"又云："阳明主润宗筋。"所以，脾胃是为前阴提供精微物质的，如果太阴阳明出现功能紊乱，则润前阴之精微物质生化无源，则易勃起障碍。而口渴思冷饮，舌苔黄腻，从苍术白虎汤考虑。又，肝脉循行经阴器，结合脉弦、苔腻，肝经为湿为气所郁。所以从柴胡温胆汤加蜈蚣考虑。两方相合，紧扣病机，故有效。

［刘平（悬壶先生）］

第4讲 针推篇

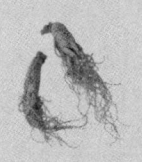

　　针灸与推拿合称为针推，是不用药物治病的手段，含刺法、灸法、理伤、正骨等，可效速而逮方药之不及，有方药不可替代的优势，亦可辅助方药而产生疗效，故一个好的临床中医，也当在此多下功夫，以提高临床诊疗水平。此篇所辑录的也是论坛优秀文章，读者可仔细阅读研究。

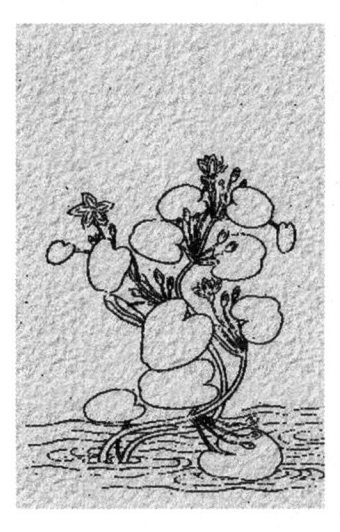

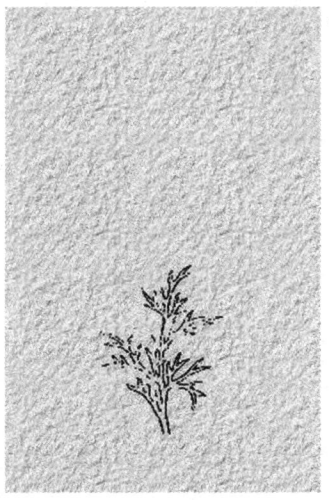

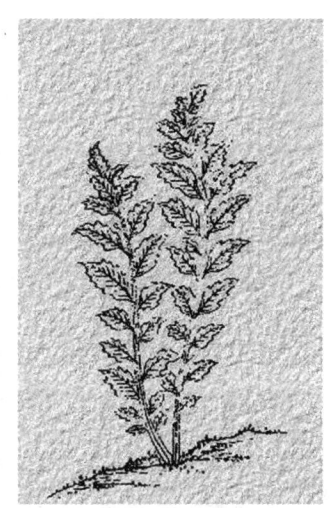

颈肩痛案两则

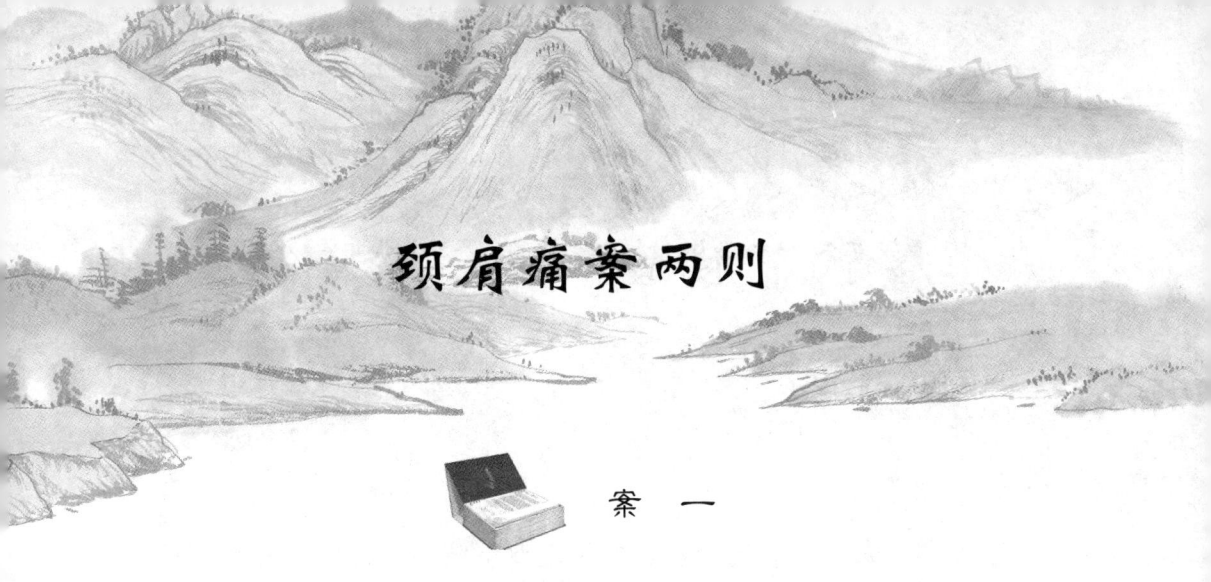

案 一

武某妻，58岁，2012年3月26日上午诊。

颈、肩（双侧）疼痛，双臂上举、后伸受限，穿上衣需人帮助，昼轻夜重，影响睡眠。年余数治无效。

治疗：①刺液门透中渚，觉大椎部有温热感，施推拿于肩背，臂可举；②觉肩前痛，刺三间，施推拿于肩前，手可背；③惟感脖子不利，加刺后溪俱双侧，转动灵，病若失。

武某笑曰：见老妪背手走，羡慕。不料治病甚易。吾无语。武某问：明日再来？吾答：愈则不来，不愈则来。次日未见复诊，想已愈。

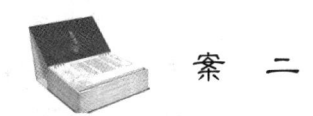

案 二

卫某，女，三旬余，2012年3月27日下午诊。

颈、肩（双侧）疼痛，双臂上举受限，左轻右重，求用药。告之：针可速效。

治疗：刺左液门透中渚，三间。移时，不觉大椎部有温热感，加刺印堂，须臾，脖热而舒。双臂，举背皆利，自言头清眼明脖子轻。笑言：扎针就是快。

按：此例刺一侧而双侧皆解。再抓中药三剂巩固。

［百世芳］

从"腰骶下肢酸软案"谈针灸辨治

患者，男，37岁。

自诉多年来，每逢肠胃不适即出现双下肢酸楚发软，经查有腰椎间盘L_4-L_5突出。近日自觉小腹下坠感，上述症状又发。查：腰骶及下肢没有按痛感，舌略红苔薄黄。

分析：从自诉和症状看，无压痛，病位不在腰骶或下肢。小腹下坠感，病位也不在大小肠，应该在直肠。又因舌略红苔薄黄，可知是湿热导致直肠膨胀挤压骶神经而出现下肢酸楚发软。

治疗：清肠腑热气，通经活络。①针：大肠俞（入针三寸，针感传导至足背），不留针。②复针：内庭（泻法）、上巨虚（泻法），留针20分钟，出针后，感觉症状解除。

按：其实此次治疗不是治本，而是治标，症状虽然暂时缓解，导致下肢酸楚发软的根本原因还没解决。若患者复诊，必须治未病（什么是未病？就是未生、未作、未发、未传），求其本。也就是说必须对病人肠胃进行整体性诊断和治疗，才能最大限度降低病人复发率。

关于大小肠、直肠或相应组织膨胀，导致出现相关异常症状出现的，类似子宫膨胀。在月经之时由于子宫内膜增厚，宫体增大，整个盆腔内的组织及附件都受牵连，因而出现腰骶或下肢相关症状，甚至出现头痛，足底等病理症状出现。或乳部膨胀导致胸腔背部出现异常症状等。因此，必须正视这些生理病理异常现象，追查引起异常的根本原因，把根本原因作为临床治病诊断依据，才能有好的疗效。

针灸治疗疾病或疼痛，治疗方法很多，治病原则无非抓住病因和病位，这样离治愈疾病不远矣。见痛止痛虽是"以痛为俞"的一个大法，

第4讲 针推篇
从"腰骶下肢酸软案"谈针灸辨治

但有时如此治疗也有不尽如人意的,疼痛是一个主症又是一个兼症,是众多病因表现出来一个共同症状,如腰痛,可为一个主症。在临床,很多妇女盆腔发炎,或腹腔器官异常都能导致腰痛、腰骶痛、腰腿痛。更有口腔五官发炎,或癌肿等都能导致出现这些症状的。所以一个表面或局部症状。或许远道通过相关的经络或其他途径影响局部。因此在治疗之时必须在乎局部,也在乎整体的内在表现,古云:"野火烧不尽,春风吹又生。"疾病或疼痛有些会复发的,就是人的体内有潜在的诱因,或病灶没有彻底消除。因此,治疗疾病或疼痛,必须透过现象看本质。去思考表面疼痛是否由内在病因导致。

[2296]

心悸尿频案

患者，女，35岁。心慌心悸2年，时轻时重，尤其是劳累和生气后加重。本次因为生气后引起，心率90次/分，脉沉细。问其有无腰酸腰痛，答：是，还伴有夜尿频多。舌淡苔薄白。

针灸治疗取穴：膻中、内关（双）、关元、阴陵泉（双）、三阴交（双）、太冲（双）、留针30分钟。

一次见效，心悸及尿频减轻。共针七次临床症状消失。

[张少雷（八月惊雷）]

怪证——吊鼻猴

吊鼻猴，或叫吊鼻猴证，是鲁西北地区特有的一种地方病名。分红白两种。两者均发于鼻腔内，可见鼻甲处有红或白色圆形凸起，鼻梁处者重，称为爬山虎。红者病情轻浅，白者病情急重，甚者可导致死亡。吊鼻猴在正规医典是无记载的，现在知者越来越少，对其诊治的方法也渐渐失传了。

此病起于受寒，无论是外寒还是内伤寒凉均可诱发。症状是头晕或头痛，畏寒怕冷，脘腹胀满，重者疼痛，吃不下，欲吐又吐不出。

病机基本上为肺胃受寒。

治疗上常规温胃散寒法多达不到较好疗效。针刺放血为民间传统治疗方法，对准红白吊鼻猴的位置直刺，毫针或三棱针均可。一定要出血，放出的血色偏暗。针刺后病情可立即缓解。再配服附子理中丸，有时要超常规剂量三五日，均愈。

孙某，男，71岁。2012年阴历十二月因左下颌骨骨髓炎住院。来后自诉：腹胀、纳食不香1个月有余。在市中医院、市人民医院均住过院，无效。细问详情：左下颌经消炎已不疼痛，稍肿。腹胀、纳差，有时一天不吃，有时一天偶尔喝半小碗汤，大便三四天一次。转院的目的就是找中医调一调胃病。

观之，病人稍胖，精神差。叩其腹部，全腹皆胀。舌苔白腻，脉弦细沉。诉晨起后口苦，余无所苦。萝卜汤喝了好几天，开始有效果，渐又恢复原样。在市医院检查：慢性胃炎。也用过中药，无效。无其他胃病，思之无良法，拟和胃健脾法一试。3剂下去，毫无反应。改疏肝和胃法一试，3剂后仍无效。考脉象应为内里受寒，温中和胃法一试，还是无反应。脉象无变，舌苔白腻退去。患者年事已高，自思病已无望，把全家老少挨个叫来见了见，意思就是这个年过不去了。看到老人这般，我内心颇不是滋味。

无独有偶，科室护士回家归来，自诉头晕，犯呕，吐不出，周身怕冷，吃不下饭。我一看，这不是典型的吊鼻猴证嘛，经针刺鼻中红猴放血而愈。我灵机一动，虽说地方不同（鲁东南），但是发病条件一致，还是会发病的。

当夜，我跑到病房，看了看孙某的鼻子，一边各两个红鼻猴，我信心满满地说：大爷，放心，保管你吃上过年的饺子！取针扎完放血。第二日早，我跑去问情况，孙某正喝着一碗稀粥。我内心大定。每日施针一次，共三次。孙某胃口大开，饮食大进。过年后归来，我见了孙某第一句话：孙大爷，过年的饺子可香？孙某说：香香香……笑声满屋。

［高磊（杏林回春）］

胃病治疗新探——冲脉论治

最近胃病的病号较多,一部分是三十多年的老胃病。胃病的常规治疗,《中医内科学》讲得很清楚,但在临床中我发现一类胃病是比较特殊的,却又是非常常见的。那就是冲脉病变引起的。下面我来说个病例。

王某,女,61岁。自诉胃病三十多年,主要症状就是吃不下饭,吃一点就饱。胃里胀,气下不去,胸膈满。各大医院都看过了,中医也看了很多,诊断上,什么脾胃虚弱、肝脾不和、饮食积滞等,吃的药一箩筐,均效果欠佳,拖拖拉拉一治三十年。刻诊:典型舟状腹,面色苍黄,声低息弱,舌淡苔白,脉沉细似有牢状。思来想去,先与针刺中脘、关元、足三里、三阴交,补法,留针半小时,每天一次,五天。效果不显。当我第六天起针的时候,无意间摸到患者的肚脐以上有跳动感,我仔细一摸,肚脐上三扁指至肚脐下均有跳动感。于是,我改方在患者的公孙穴扎了一针,补法。孰料患者第二天来了,喜形于色,说多年来从未像今日这般胃里舒坦过。于是每日针刺加公孙穴,外贴黑膏药骐玉膏(家传:专治妇女冲任虚寒病)。又十五日,冲脉上逆消退,患者面色红润,饮食大进,痊愈。

经此病例后,我特意观察了二十余例积年老胃病患者,发现有许多的患者存在冲脉上逆的表现,最直观的你去按一按他的腹部,肚脐周围,手底下有跳动感的,十有八九就是这种病。

《四言举要》论:"直上直下,浮则为督,牢则为冲。冲脉为病,逆气里急"。好,这里描述了冲脉病变的脉象——牢脉;病症——逆气里急。我的鉴别点就是按一按他的腹部,肚脐周围,手底下有跳动感。

而且，有的病人自觉胃里疼痛不休，你去摸一摸，他也是这种病。我老师常说：肾为胃之关，胃为肾之门户。冲脉隶属于肝肾，我认为这个病是下焦虚寒、冲脉不守本位，但还达不到奔豚气的病症。至于治疗方法，上述针刺手法我也单独用过，比不用膏药痊愈时间要长。

[高磊（杏林回春）]

手法治疗颈椎病引起的手不举一例

兰某，女，59岁，6月12日来诊。

主诉：3天前，因挑重担而致左手举不起来，无法过肩，无法梳头，不敢捧碗。

患者是一位废品收购者，属于体力劳动者，平常都要挑、扛、提的动作，那天挑了几担废品，导致第二天手举不起来，连翻身都难，晚上睡觉会痛醒。长期的体力劳动和肩挑，导致她的脊柱严重变形，但目前没有任何症状，既然没症状，那就暂且放一边了。据她说，十几年前曾经患过坐骨神经痛，花了很多时间和金钱去治疗，后来好了，而且已经多年不再复发。

经查体发现第5颈椎偏左，第6、7颈椎偏右。施以手法矫正，配合腋下穴的按压（医者一手紧紧握拳，患者尽量抬高手臂，医者拳心向左右，手背向上，向上顶住患者腋下的极泉穴，用力向上抬，患者则用力将手臂向下压，夹紧，两人协同对抗，刺激极泉穴，越重越好，时间按3分钟左右即可，症状轻则时间可短些。）一分钟时间不到，我趁患者不注意，偷偷地把她的手提起来，结果没看到有任何反应……呵呵！于是让患者自己举手、前举、侧举、后举，都没问题！和患者一起来的家属与患者都不禁连连称"没想到""早就应该来了！"看效果如此之快，我当时只给一点点小方，嘱咐她5天之后再来复查！

6月17日下午4时许，患者自己一个人来了，反映这几天好好的，并没有任何不适。检查之后，感觉没什么问题，所以让她注意用力方式以及一些注意事项，让她回去了。

[彭文灿（彭氏医家）]

"气至病所"的理解与手法的选择

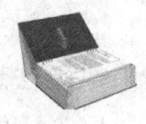

案一：所谓"气至病所"

① 运用手法逼气到达患处。这种气至病所从针刺穴位到患处。病人都会明显感到一种酸麻凉热感。

② 在一个穴位针刺，产生酸麻胀痛。虽然病人患处感觉不到有气至，但它是一种隐性气至病所，从而产生治疗作用。

③ 通过远端意念透刺。针尖朝向病所，病人意守患处或相关部位。有时病人感觉到相关部位有异动，但大部分病人没有感觉的，也是一种隐性气至病所。如合谷透曲池，足三里透胃……头皮针使用时多选择这种意念的远端透刺，同时伴动气法使用。

不论哪种类型的气至病所，尽可能通过正确的补泻，使气为我所用，为病人解除痛苦为目的，不然再好的针感或气至病所也是空的。

古今针法和手法，并没有哪种最好哪种不好。只有根据病人和疾病实质情况来选择哪种更好，更适应病人，更能发挥出治疗作用。如一个身体很差的病人，就应该选择一种刺激量较轻、时间不长的针法和手法。若刺激量太重，又或者针刺时间太长，病人正气不能支持的，病人正气就会通过透支来支持你的这项工作，反使病人正气更虚，或者出现晕针的现象。

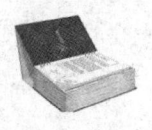

案二：气至病所，治胁肋痛

一中年妇女，当天不慎扭伤右胁肋部，大声说话、呼吸、按之皆痛。

针同侧丘墟透照海，针入1.5寸，得气。按之在后，逼气渐渐上至胁肋患处，泻之。留针期间，疼痛已无，一次愈。

丘墟治疗外伤胁肋痛效果很好，几乎气到病除。

但初学者对于针透照海较难掌握，可能针透不入。可令患者仰卧，丘墟穴针入1寸，提插或捻转得气后，左手按在针后，逼气向上，患者可呼吸意念患处。几乎也可以气至病所的。通过补泻，胁肋疼痛也可随之而愈。

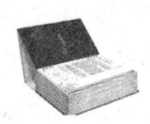

案三：气至病所与飞经走气

飞经走气就是扩大针感面积，延长感传长度，使经气四处扩散。是行气法的一种延伸。从书本学来一点经验和大家交流。

1. 气至病所法。在运用远端穴，不能气至病所情况下，可在病处上下端加刺一针。如足少阳经绝骨处疼痛，在使用环跳穴不能气至病所时，可在同侧绝骨穴下端加刺一针，这样多能取得效果。

2. 飞经走气法。在远端使用飞经走气遇到关节阻碍，不能达到患处时，可用通经接气法。可在针感传导停留处加刺一针，以接力赛方式达到目的。如面部疾病，在足少阳经丘墟穴治疗，运气至膝关节处不能再向上传导，可在膝阳关穴上下加刺一针，以引针感往上走。再遇针感阻碍，再加刺一针。以此引导针感传导到患处。

使用这种方法是否得心应手。是具有条件支持的。

① 同侧经络使用。

② 针尖方向及穴位深浅度。如使用三阴交穴，不同进针深度有不同针感方向，它可使针感向足少阴经、足太阴经、足厥阴经，透刺又向足太阳、足少阳等方向传导。

③ 端坐、调息、朝神、意念等方法决定效果好坏。

[2296]

屈指肌腱腱鞘炎针案

刘某，女，48岁，于2012年5月18日初诊。

右手示指弹响屈伸受限1个月，右手示指屈曲伸直时既有弹响声，第2掌骨头处可触及一硬性筋结，此乃右手示指屈指肌腱腱鞘炎，又称为扳机指。平时我治疗此病多封闭治疗，此患者不愿封闭，遂针灸治疗，取穴右合谷、天应穴（右第2掌骨的筋结中央），合谷提插补泻法，天应穴加艾温针，每日1次，治疗5次，筋结消失。

按：筋结之证，多由劳累伤筋，局部筋脉痹塞所致，治疗多用温针，临床疗效可靠。临床中腱鞘炎或者腱鞘囊肿我多用此法，对于轻浅者就在筋结中央或者囊肿的中央进一针，要求需针刺至筋结或者囊肿的底部，留针并在针尾加灸。我临床体会加灸效果明显，一般针后即可见效。对于筋结或者囊肿较大者，我临床在中央进一针后，再在结块或者囊肿的四周加针3～5针以加强针力，中央一针必须加灸。

[王家祥]

中风医案

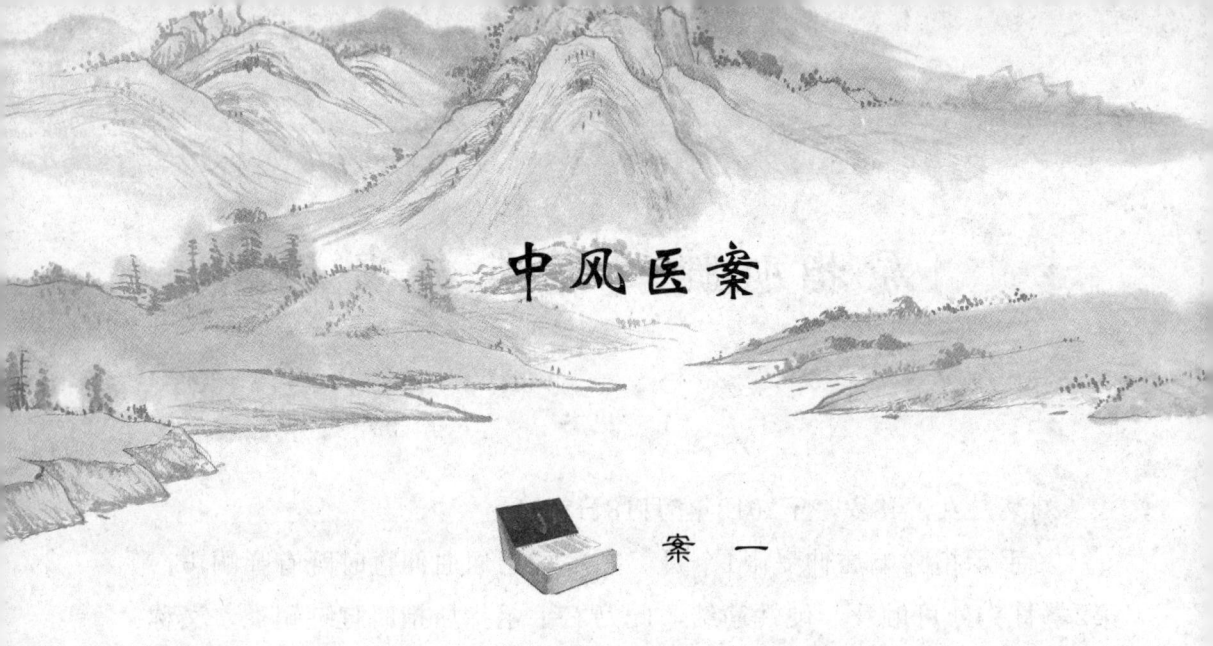

案 一

患者某，女，50多岁，1967年诊治。早晨吃饭时，突然不省人事，当时角膜反射差，瞳孔大小不等，请余诊治，急以毫针针百会、人中、手足十二井穴，留针一小时后，慢慢清醒，后隔天用上法一次，共治疗4次，痊愈。未留任何后遗症。

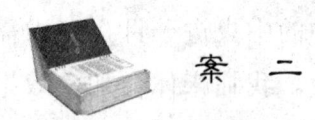

案 二

袁某，男，70多岁，1990年于太原诊治。该患者周六晚上玩麻将，至清晨时突然右侧偏瘫，但神志清醒，语言清晰。我认为是脑血栓，遂用梅花针叩刺头部患侧（左），中度手法至微出血，当时右手就可动了，再叩刺患侧手足井、原、络穴至微出血，叩刺过程中即可以坐起来，先患侧上肢可举起，后来腿也可以动了。最后下地站起来走动，一次治愈，疗效甚佳。

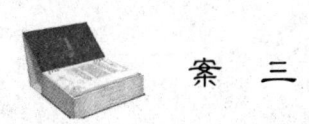

案 三

梁某，男，50多岁，1986年就诊。患脑血栓6个月，左侧偏瘫，第一诊时,针到一半即不愿针了,言怕痛,而第二天又来了,言针后胳膊能抬起来了,并且拄棍能挪动一点,遂继续治疗,先梅花针叩刺头部各经,然后用3寸毫针透刺四神聪、头维穴,用滞针手法,留针30分钟,上法隔日一次,针十几次后完全恢复。

[云龙海水]

穴位得气之感悟

自从坐案行医以来（本是一草木之人，不敢称坐堂），虽无高深之造诣，却颇有一点心得，今就针刺与推拿在穴位得气方面的一点体会与同道交流。

医生治病疗效的快慢取决于患者正气的盈亏，正气充足者效速，正气亏虚者效迟，亏虚者当或补之，或调之，或通之，为求本之治，疑难杂症，若仅以针刺以补虚则缓之又缓，足以误事耳。余近十余年来，所经手之病，疑难杂症者十居七八，往往是针药并用，或推拿与中药相结合，常可收满意之效。

针刺穴位之得气与疗效之牵连最为直接，不揣冒昧总结有以下几个层次：体虚者经络之气也虚。第一层，针刺入体直似插入豆腐中一般，针下空荡，实在是如闲处幽堂之深邃，运之，候至三十分钟，任你怎样施行手法亦无反应，须刺多次方有感觉。第二层，针刺入体，局部惟有疼痛之感，患者多不愿针。第三层，针刺入体后，局部酸麻困胀很轻微，但不会放射传导。第四层，针刺入体，稍后即有酸困感，经运针可沿经放射传导。体壮而经络之气亦足，亦可分几个层次：第一层，针刺入体稍候即觉针下沉紧。第二层，针刺入体稍后即沉紧涩滞，针柄随经气而晃动，真正似鱼吞钩饵之沉浮。第三层，针入即沉，紧涩滞捻转不动，往往肌肉纤维缠到针上，患者呼痛，当以另一爪切而转之。第四层，针入体内，如若直刺经气可将针推倒成斜刺或卧刺，患者感觉酸困特别强烈。

上乃针刺穴位得气至体会因人而异，非成定式，转归只在顷刻之间。

再说推拿之点穴得气。推拿手法多样，变化多端，而点按穴位，只是众多手法中的一种，至于点穴之程度，同样要求得气，而得气的程度，视患者经络通畅与否而定。有些人看着体壮，但经络不通，有些人看着柔弱而经络无阻，经络不通者，欲得气需多次而获效，经络无阻者，随手而气至全身。如颈椎、腰椎病患者，病重而经络不通者，似肩井、风池、风府、环跳等，皆人身之大穴，手下惟有痛感，酸困感没有，随治疗次数增加与服药配合，则气感可传至脚手。而一旦经络打通则全身舒服。经络畅通之后，身体恢复，施术者用手轻轻按摩受术者背部任何一处，受术者可感觉全身如微波传送一般，舒服极了。此时病将彻底痊愈，此法屡用不爽。只是达到如此境界，病重者非一日之功，病轻者可快些。

古云：气速至速效，气迟至而难疗。实为经验之谈。

另外，经络之传导不同于神经之传导，神经之传导疾快而面窄，经络之传导缓慢而宽泛。点按阴侧阳侧之穴位传导俱按经络之走向而走。

以上临床经验之谈，望同道指正。

〔百世芳〕

针刺回乳

给孩子断奶，很多年轻妈妈最头痛，这种胀痛很不舒服。回乳方法也较多，但效果确切的不多。这里介绍两个方法。

其一是胸椎4、5、6椎下。共三穴，我爱人哺乳时因头晕，我就针刺督脉与夹脊，不想乳汁大减，后看管遵惠老前辈著《管氏针灸经验集》，管老把这三穴名为回奶一、二、三穴，同时他还用了光明、足临泣。我想不光这三穴有回乳作用，在这一区域的穴都应有此作用。

其二是董氏奇穴的指驷马穴和东乳穴。这两个穴组我试用过，效果比前一组穴位更好。我爱人针刺后第二天就没有多少乳汁了。指驷马穴我就不必介绍了，东乳穴是原河南郑州卷烟厂职工医院东兴明医师的经验穴，有治急性乳腺炎、回乳作用。从机制上指驷马穴在手阳明经范围，阳明多气多血，尤其是足阳明经过乳房。所以必然会对乳腺有调节作用，东乳穴在曲泽与大陵连线中点。按任治平先生的臂穴理论，东乳穴正对应两乳中点位置（臂穴理论可参考任治平先生《臂穴按摩》，这是一部好书）。

[张针人]

治疗老年痴呆症特效穴位

老年痴呆病由来已久,这是每个做儿女的都不想摊上的疑难杂症。

为什么出现老年痴呆症,而且越来越呈现年轻化的趋势?我认为,当我们的父母亲跨入中老年以后,一部分老年人由于各种压力或者用脑过度,或者情绪抑郁导致逐步出现神经衰弱、记忆力减退、脑细胞衰退、神经状态异常,也就是就在这个阶段,我们做儿女的往往也正在小家庭创业的紧张关键时刻,忙里忙外的忘记或者顾不上为自己的老人们及时看病,即使是看病,也是只注重静脉滴注抗生素一系列西医疗法的手段,延误了最佳的中医治疗时机,如果及时地找正规中医用汤药治疗或者针灸治疗。那么,我们的老人患老年痴呆症的概率将大大降低。

我这些年在这方面没少下功夫,因为来我这里看病的患者中,老年人占有很大的比例,我看到一个个老年人步履蹒跚、哆哆嗦嗦、耳聋眼花、答非所问的现象相当严重,我的心中油然产生一种心酸的感觉:"老人辛苦半生,即将老态龙钟"。

怎么办?我对每个和老年痴呆症沾边的患者都格外关注和照顾,在针灸治疗老年人的现病的同时,捎带治疗老年痴呆症的早期症状,包括记忆力减退、眼花心烦、语言颠倒、失眠多梦、手足颤掉等附加症状,这样,患者花费一份针灸费,治愈好几个老年痴呆症前兆的附加症状。所以,患者们一个个满怀希望而来,满载希望而回。

那么,老年痴呆症前兆或者老年痴呆症轻症包括好几种症状,我的选穴针灸治疗到底需要增加多少针数才能达到很好的疗效呢?告诉大家,不需要增加好多针数就能达到理想的疗效。

我们的伟大领袖毛主席曾经反复强调的一个观点:要抓住主要矛

盾。老年痴呆症的主要矛盾是什么呢？主要是肾虚导致脑细胞逐步退化，脑细胞退化造成脑神经衰弱。

老年的肾虚是不容易很快补充到满足的程度的，只能略微补充即可，可是，脑细胞衰退却可以作为重点研究对象，这就叫作"牵一发而动全身"，怎么能达到"牵一发而动全身"呢？

关于补肾这方面，我主要选取：三阴交穴和太溪穴，每次交替使用，如：左太溪、右三阴交。右太溪、左三阴交轮换使用，这是补肾的方面。

健脑方面，主要选取：百会穴、四神聪穴、双灵穴、印堂穴、风池穴、完骨穴、大杼穴。尽量不用手部穴位，因为手部穴位敏感性强，老年人惧怕疼痛而感到恐惧，不利于老年人的治疗。

针刺手法：平补平泻，尽量不要强刺激，以免老人承受不了痛苦。更进一步的手法：百会穴既可以向前后左右斜刺，也可以直刺，四神聪穴在百会穴为中心，向前后左右一同身寸，共四个穴位，既可以针尖向内的向心针刺法，也可以针尖向外的离心式针刺法，效果几乎相同。双灵穴在百会穴的正前方的一针和百会穴两边那两针的前方夹角中间位置。

经过这样细心针灸治疗，中老年患者几乎都达到了很好的治疗效果，甚至许多患者到了暮年，仍然头脑清醒，耳不聋眼不花，给他们的儿女们减轻了许多家庭负担而全心全意的安心各自的工作岗位，为国增光、为家致富。

所以，做儿女的不要以为老年痴呆症就没法治疗了，我们做医生的更要奉献爱心专治或者捎带为老年痴呆症患者费心治疗，共同建造和谐社会，造福于民啊。

[毛振玉]

针药合治女婴腹泻一例

前阶段诊治了一个3个月的女婴，家长是在病情比较严重的时候才想给治疗的。是的，作为家长都是很爱自己的孩子，但是不能因为心疼而不给孩子治疗，治疗的痛苦毕竟是有限的，而疾病的痛苦是无限的。

这个孩子的父母早就给我打过电话，说孩子的情况，我当时也没有强求来看，只有家长自己认可了，才能给治疗嘛！后来家长自己也上趟医院，说是给孩子打吊瓶，由于心疼就没有给孩子打，今天来到我这里，我看了一下：孩子第一是惊吓，第二是咳嗽，第三是湿疹，第四是腹泻，第五是感冒，第六是吐奶，第七是睡觉短、易醒。这病不是一天得的，可是家长才想起给治疗，可想而知，这就是对医学的无知啊。

当然要先抓主证，就是先治疗主要的病，那就是惊吓和腹泻，还有就是咳嗽，避免进一步加重，治疗上自然就是针灸术加上口服中药。

针灸就是我的家传方法，这里说一下治疗腹泻，那就是在孩子的小脚后跟跟腱的位置，有一个小凹陷的窝，就是踝横纹的位置，一面一针就可以，不用留针，点刺即可，也就是针尖的深度，只要是惊吓引起的孩子腹泻，很是灵验，一般1或2次就可以治愈，每天一次。这样的孩子大便的颜色是绿色的，而且服用一些止泻药物不好用。

第二次的治疗，孩子的爸爸和妈妈一起来的，腹泻减轻了，效果还是不错的，就是没有完全止住，孩子的嗓子呼噜声已经听不到了，还有就是孩子的睡觉时间明显好了，已经能睡一上午了。

最后的一次治疗，基本上都已经缓解了，一共是治疗了4天，治疗的主要疾病就是惊吓，孩子这个疾病的根源治疗好了，那其他的症状也就迎刃而解了，孩子拉肚子和吐奶也都没有了，孩子疾病的特点就是病来得快，走得也快。

　　这个孩子惟一还有的症状就是咳嗽，偶尔会有一两声，后期治疗嘱咐用几天的川贝母粉，并且要都给孩子多喝水，就会自己康复了。

　　在这里也说一下，孩子的高热有的是感冒来的，有的是疹子来的，有的是惊吓来的等。要是吃上药高热就退下去，过一阵子又热起来，这就可能是惊吓的概率大，还有就是当孩子没有超过38.5℃时，是不用退热药的，一般物理降温就可以，可以用温水擦拭孩子的腋窝、腘窝、后背的大椎穴等。

[药海浪人]

华民针案随笔

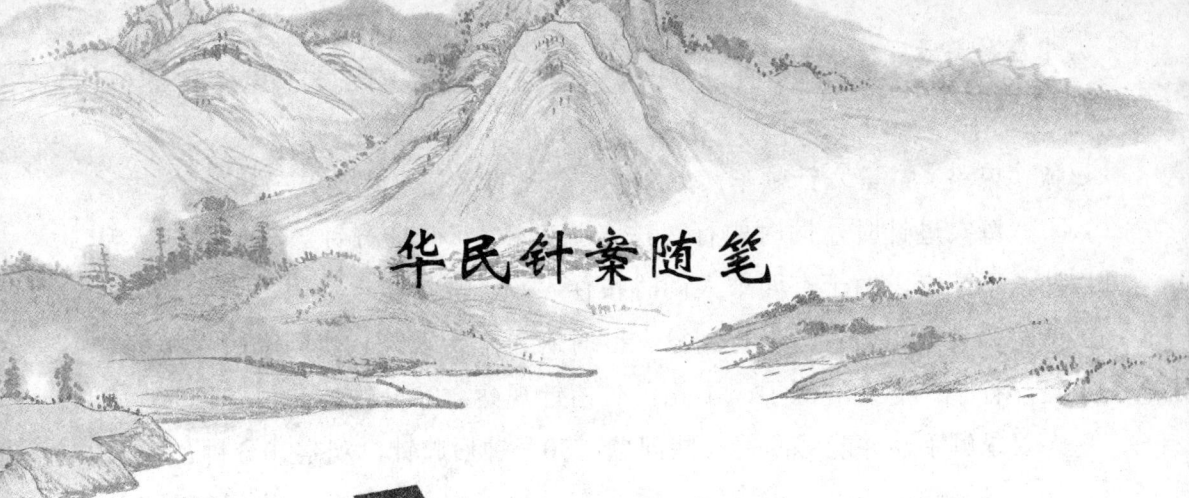

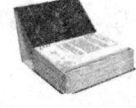

案一：初涉癫狂症

1974年，我上初二，8月份放假期间，我跟随宿县城关镇医院针灸科医生李砚芬老师学习针灸。一天下午，忽听外面动静很大，只见三个成年人将一位中年妇女拉进屋内。我连忙迎上去，帮助来人安排病床。

我当时第一印象，认为来了个精神病。听病人家属所诉：该患者一个月前同家里人生气，后在家里打砸东西，骂人，自己撕裂衣服，认不清人。得病后家人带其到宿县地区精神病院及地区医院有关科室治疗过，有好转，但效果不理想，最近两天病情加重，家人很着急。听人说李医生针灸水平高，故慕名前来。观察病人，躁动不安，眼发直，不认识人，口中嘟噜不停，手乱摸。诊断为癫狂症，痰迷心窍。治以泻肝清火、涤痰镇心为要。

李医生问我：治之以哪些穴位为主？我当时想起1968年时，因年龄小，家里怕城里闹动乱受影响，将我送到老家萧县农村跟祖父过。我祖父是农村针灸医生，自己开个诊所。一次祖父带我出诊，路上碰到过一个精神病患者，我问祖父，这病怎么治？祖父说："十三鬼穴。"故李医生问我时，我脱口而出："十三鬼穴。"

李医生笑了，她没有想到我14岁的年纪能知道"十三鬼穴"。对我说："这病人咱娘俩一起治！把病人按上床，你报穴名扎右手，我来扎左手！"我说，这是很好的实践机会。第一针，人中（鬼宫）；第二针少商（鬼信）；第三针隐白（鬼垒）；第四针大陵（鬼心）；第五针申脉（鬼路）；第六针颊车（鬼床）；第七针劳宫（鬼窟）……

每穴进针时，同时实行泻法（强刺激）5～10分钟。开始时病人乱动，不配合。由于有四个人同时按住手脚，故挣扎也没用。当扎到第四针时病人开始叫骂，当扎到第七针时病人开始求饶。我同李医生相视一笑，行了！病人清醒了，不扎了！留针观察。30分钟后，再行针时，病人要求解手，并能够回答一些问题。50分钟后起针，观察20分钟。

在闲聊时病人要求回家，看状态已经痊愈。几年后，我问李医生该病人情况，回答是再没有来，看来是好了。这是第一次治疗癫狂症，在随后的年月里，碰着癫狂症也能够处惊不乱，沉着应对了。

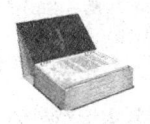

案二：针治"白虎汤"症

1973年3月份的一天，我下午放学回家，只见三舅妈匆忙赶来，让我去看看其母亲的病。我带着针具赶到舅妈家。只见舅妈的母亲躺在床上呈半昏睡状态，满脸通红。刻诊：体温39℃，烦躁口渴，脉数洪大，舌苔黄糙，口有异味。大便黄，肛门有烁热的感觉。标准的阳明表里俱热，热邪郁遏于里的"白虎汤"症。当时年轻，不知深浅。也没有往医院送。认为是邪热偏重于阳明。只要将阳明邪热去除，病也就差不多了。

治法：急下阳明邪热。取穴：足三里、公孙、合谷、曲池、中脘、太阳。泻法。每20分钟行针一次，强刺激（泻法），留针观察一个半小时。取针时放血。同时，物理降温，用湿毛巾每隔一段时间擦一下上身。临走时见其温度已有所下降，并已熟睡。嘱咐三舅妈熬绿豆汤半锅，只要病人喝水，就予其喝。

第二天，一大早，我就赶到三舅妈家，只见舅妈的母亲，人已基本康复，只是舌苔还黄，下嘴边起一溜血疱。胃火冲的。嘱咐三舅妈继续给其绿豆汤喝。三天后症状消失。

以后碰此症，我都尽量用针灸治疗。

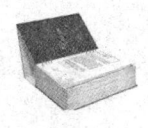

案三：耳针治愈偏瘫

偏瘫又称半身不遂，是脑中风患者最常见的后遗症之一。1975年我在跟宿县地区医院针灸科赵医生、陈医生学习时，在某军医的指导下，用新针疗法耳针治愈了一例偏瘫患者。

该患者为男性，58岁。一周前因脑梗死住院治疗，病情稳定后转针灸科进行恢复治疗。诊见：血压140/90mmHg，左半部偏瘫，上下肢、面肌和舌肌下部的运动障碍。具体表现为说话困难，嘴吹气漏气，眼不能合，上肢、下肢不能抬起，屈曲困难，不能行走，呈不完全性瘫痪。诊为：脑梗死偏瘫后遗症。

治疗：耳针。针具为青霉素铝制瓶盖剪制的铝针（当时还没有钢制耳针）。取穴：肩、腕、指、脾、脑点、丘脑、交感穴。方法：严格消毒下，选准穴后，用左手固定耳郭，绷紧埋针处皮肤，右手用血管钳夹住消毒皮内针的针柄，快速刺入皮肤，然后用胶布固定。双侧耳朵都埋针，在治疗过程中，患者疼痛难忍，呻吟不断，双耳流血。要不是某军医的鼓励，我很难完成操作。

针后15分钟后，意想不到事情发生了。只见那个军医让患者抬手、伸腿、吹气，患者都能完成。并要求下地走路，患者在不让人扶的情况下，晃晃悠悠的走出十几步。病人症状好了80%。要求患者一周后来起针，在家期间每天多次按压耳穴，使之产生酸、麻、胀、痛感。治疗期间停用其他一切疗法。该患者一周后来起针，已基本痊愈。又经一周其他治疗后康复。

这是我用耳针治愈偏瘫第一例，以后再没有试过。因为军医走后，赵医生、陈医生两位老师将我狠批一通。对于脑中风引起的偏瘫，如果刺激过度，容易引起脑出血。后果将不堪设想。我当时年轻不懂。现在医患之间紧张，在这方面更要注意。

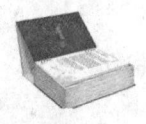

案四：耳背放血治愈重度痤疮

2012年3月，同学邀请我到他家，为其儿子看脸部痤疮。我一见其儿子的脸部，吓我一跳。只见其双面从上腭骨到颈部喉结处，密密麻麻起了几十个大小不等的青春痘。还有很多因破溃或吸收后出现带色素沉着的凹状瘢痕。少数严重的红疙瘩出现指甲大的软囊肿、脓肿。这是我多年来从没有见过的重度痤疮。

孩子今年22岁，得病已有4年，期间也到过各地医院治过，效果不理想。孩子大了，怕脸部痤疮影响其找对象。故一家人都很着急。

我对我同学和其孩子讲：这病我能治好。但是有条件：一，不要怕痛；二，治疗期间一切听我的要求去做。能答应的话，一个月内能治好。我同学和其孩子一听这话，连忙答应照办。

病因：孩子从小喜欢吃烤羊肉串，几乎每周都吃，嗜食辛辣油腻之品，湿热内生，结于肠胃，足阳明胃经起于颜面而下行过胸，肠胃湿热循经上熏而发病。

治疗：清泄肠胃湿热。取穴：耳背静脉放血。每周1次，3次为1个疗程。食疗方：绿豆200g，薏苡仁200g，山楂10片。煮水当茶喝。早晨当饭吃，喝1个月。外治法：鲜白果。每天用刀破开，擦痤疮处。搽1个月。治疗期间多吃清淡的食物，严禁辛辣油腻之品。

1周后复诊，痤疮面色素由深变淡，新起痤疮明显减少。患者满意。但再要进行耳背静脉放血时，我同学心痛其孩子，不想再放血。想只用食疗方法治疗。后在我的坚持下，完成第二次放血。

又过一周再诊，老痤疮面色素全部由深变淡，新痤疮已基本不起，80%康复。我要求第三次放血时，我同学心痛孩子，说什么也不愿意。认为基本上好了。放血就免了吧，食疗方和擦鲜白果继续用。我看孩子已基本痊愈，故没有坚持第三次放血。

2周后，再见到其孩子痤疮已经痊愈，新的痤疮已不起。老痤疮面色素全部变淡。嘱咐其注意饮食，食疗方停用，外治法再治1周。

今年回访，局部有点复发，嘱其用鲜白果自己料理。

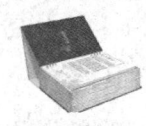

案五：巧治"膝痹"

孩提时，余县药店门口常有位80余岁的白发苍苍的江湖老郎中，地摊上一块白布写着"一摸就好"。专治各类风湿关节炎及肌肉痛证等。经常有病人光顾。余放学，常前去观其治病。只见那干枯的双手，上下翻飞，一会儿工夫，病人愈。疗效之好使人瞠目。此情此景，一直铭记心中。

1983年余从铜陵开省年终决算会，回坐江轮途经南京，夜宿下关招待所，灯下看药书。服务员见余懂医，带其女经理让余治。

患者为35岁左右，只见走路一瘸一拐，右膝关节红肿已3天。诊断为：右膝关节寒湿阻滞型膝痹。

余见状，立想老翁治病情景。故对患者曰："能否找些工具？"很短的时间，便拿回两根脏兮兮的毫针，余喜。经调理只一根可用，同时找一盅烧酒、两张草纸。

治疗：针内、外膝眼；足三里、阳陵泉透阴陵泉。泻法，不留针。足三里要求针感到脚趾。针毕，对患病局部采用老郎中使用的揉法、摩法、拿法、研磨法、穴位指压等治疗手法，蘸酒火轻手法推拿，理顺经络。

半小时，术毕，患者症状消失。

术后闲聊，女经理为回乡知青，针是其在农村当赤脚医生时所用。

从此案例，使我悟出，对于"膝痹"针推结合效果更好。

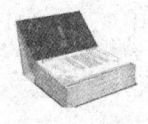

案六：梅花针治愈"鬼剃头"

2006年5月，我孩子高中毕业准备考大学，由于复习紧张，经常失眠。一天早起梳头，突现大把头发落地，孩子很害怕。

孩子后脑勺偏上部有一块壹元硬币大圆形的脱发斑，同时在右风池穴上一寸也有一块两分硬币大圆形的脱发斑。孩子因长期紧张复习得了"鬼剃头"。余及时安慰孩子："别怕！这病你老爹能治！继续上你的学。"

治疗：用鲜生姜切片搽搓病位，使其发红。然后用梅花针轻刺病位微微出血。再喷上市面上卖的治斑秃的喷剂。早晚各一次。同时口服谷维素及地西泮（安定），使其睡眠充足。

三天后，病情稳定，轻拉头发斑边缘的头发，能感觉已不松动，不能轻易将头发拉出，毛囊部位也不萎缩变细了。

七天后，有细小新毛长出。脱发现象消失，同时萎缩的毛囊开始恢复，头发开始再生。

十五天后，新毛长齐，头发能够完全长出，颜色开始变深。痊愈。

到目前为止还没有复发。

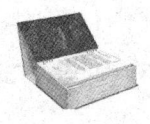

案七：红高粱治愈假性近视

1980年7月，余已工作。隔壁邻居的孩子得了假性近视很着急。知余懂医，来问是否可治。余答能治。邻居知余针药都会，称其子怕针怕吃中药。

孩子12岁，左眼0.3；右眼0.4，经医院检查眼底无问题，确诊为假性近视。

治疗：余当时考虑到用耳针。进行穴位按压治疗。因本地买不到耳针。故考虑用王不留行种子。后见邻居家喂鸡的粮食红高粱。余喜。用红高粱种子代替王不留行种子。消毒后，用红高粱种子贴压耳郭穴位肝、肾、眼、目1、目2、神门等穴。胶布固定。要求每天对所有的穴位进行4～5次自我按压治疗，每次按2～3分钟。治疗期间加强营养，多吃点猪肝。同时注意用眼卫生，防止眼疲劳，每天做两次眼睛保健操。

一周后，测试：左眼0.5；右眼0.6。取下高粱种子，休息两天。进行第二次治疗。

又一周，测试：左眼0.8；右眼0.9。休息两天。再进行第三次治疗。

第三周，测试：左眼1.0；右眼1.1。

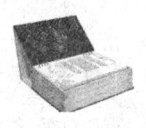

案八：香烟灸治愈咽喉炎

今年除夕，余妻，前几天因唱歌，引发了咽喉炎，口含金嗓子喉宝等药效果不佳。因初三同学联欢会要参加，故心急要余抓紧治疗。余三棱针放血少商穴，效果不佳。又想用艾灸灸大骨空、小骨空，不料家中艾条用完了。因过节各药店都不开门。忽想针灸家朱琏曾用香烟灸治愈肠炎。余喜。

治疗：用香烟灸右手大骨空、小骨空，各20分钟。

今早起，问效果如何，余妻曰：已愈。

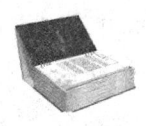

案九：点按治呃逆

2012年春，余带队单位同事游黄山，住宿汤口镇某旅馆。晨起吃早饭，见隔壁桌一男青年呃逆不止。余未注意。后上黄山玩一天。第二天吃早饭又见那青年呃逆不止。余问：几天了？答曰：已三天。余曰：此能治，请到余房间来。

诊断：该男是因上山受凉风吹，体表受寒，引胃中受寒，呃逆不止。

治疗：首取丁香柿蒂汤。但汤口小镇取中药不方便。还有此青年也未必肯服中药。因考虑其外感风邪在表，太阳中风是本，胃中受寒是标。应疏通太阳以治本。故取太阳经之双攒竹穴，双手点按10分钟。同时要求患者尽量憋气。

术毕，痊愈。

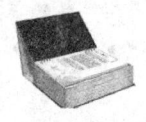

案十：针治小建中汤证

1981年7月，余由地区派驻砀山县工作组，住县委招待所。初来时，由于水土不服，饭不合口。一天早饭去晚了，吃了凉饭。半小时后，胃部疼痛难忍。由于余平时饮食不节，好贪杯，落个胃病。故一沾凉，胃病就犯。平时吃点胃药或掐掐合谷、足三里也就好了。这次犯得非常重，呕吐酸水，腹痛喜暖喜按，头出冷汗，关脉紧细。一派虚劳腹冷小建中汤证。

余捂着肚子到了城关镇医院，有西医，没见到中医，但有中药。只有自己配了，可是没有饴糖，即使配齐了也没有炉子和药罐啊！没办法只好找西医大夫。大夫开了"十滴水"和"胃仙"。吃了半小时无效果。"十滴水"苦得直反胃，反而呕吐加重了，出冷汗。只得又到镇医院找会针灸的扎针，没有会的。求针具自己扎。结果找了几根2寸半的毫针。

自己诊断：腹中拘急疼痛，呕吐，喜温喜按，神疲乏力，虚怯少气，四肢酸楚，脉紧细。属中焦虚寒，脾胃不和。小建中汤证。

治疗：和里缓急，温中补虚，温补阳明。

取穴：足三里、合谷、中脘。补法。针足三里（左）、合谷（左）

腹部感觉不明显，当针中脘后，肚里有股热流来回滚动，半小时后排气。肚子舒服多了。留针一小时起针。已愈。

方解：《灵枢》云："五脏有疾，应出十二原""阴气有余，则寒中肠鸣腹痛……皆调于足三里。"腑会中脘。故温补手足阳明合谷、足三里，中脘。调和阳明。

《黄帝内经》云：一针、二灸、三药。西汉以前，将药都视为毒药，故疾病都以针灸应对。其实《伤寒论》所述的疾病，针灸都能够治疗，只不过今人不重视罢了。

半个月后任务结束回地区，在地区医院做胃镜检查，诊断为：贲门糜烂。

后经半年的药物治疗后，胃溃疡痊愈。

通过这次亲身体验，以后再碰到小建中汤证均以针灸为主，汤药为辅，都取得了很好的疗效。

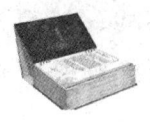

案十一：针、灸、草并用治赤白痢

针和灸才是最高等的医术，现在的人放着治病的捷径不走，却要去吃西药打吊瓶，所以说是很不幸的。如痢疾，我多年来都以针灸和草药应对，都取得比吃西药打吊瓶还好的效果。现举一例。

1973年7月，余上初一年级。同学袁某得了细菌性痢疾，余知道后带针具去给其治疗，袁某对余不信任，认为是在他身上做实验。说实话余当时年少，就想找病人练针。好不容易碰个患者，当然不会放过。故不管袁某同意不同意，按着就扎。袁某被逼无奈，只答应扎一次。余为了证明自己的实力。故使出浑身解数。无论如何一天将其治好，以显示自己的能力。

诊断：患者自诉昨天饮食不节，发低热，里急后重，腹痛，一天大便5或6次，得了痢疾。经吃呋喃唑酮和土霉素后有所缓解。但还一天大便4次左右。余诊断为湿热互滞型赤白痢。

治则：清热解毒止痢。

取穴：天枢（双）、足三里、曲池、合谷、神阙。天枢平补平泻，足三里、合谷、曲池，泻法，神阙隔盐灸6壮。同时取院子里的鲜马齿苋一大把（近一斤），煮水当茶喝。同时停用西药。

第二天，问其情况，已愈。

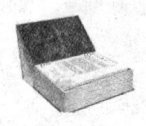

案十二：腕踝针治愈乳腺炎

1983年夏，某天下午，余到某矿区办理业务，遇一老朋友，邀余到家喝酒，其叫邻居杨某陪余喝酒。在闲聊中，知道杨某妻得了急性乳腺炎，我朋友知我会医，让余给杨某妻看看。

其妻25岁，已产后6周，哺乳。前天左乳腺肿胀疼痛，局部变硬，皮肤发红并有触痛，患侧腋下淋巴肿大。发热、寒战、倦怠及食欲不佳。已在矿区诊所吃药、打针。症状有所好转。但乳腺肿胀疼痛及发热、寒战、食欲不佳等症还在。

杨某请余给以治疗，但其妻怕针，并对余治疗能力表示怀疑。余也不强求。只是让杨某到隔壁诊所找一根1.5寸的毫针。余对杨某妻说："只一针，不疼。"

治疗：腕踝针，取穴左上2。针体与皮肤成30°角刺入，进皮后将针放平，针尖指向肘方向，进针1.4寸，用胶布固定针柄。

针后，余对杨某说，留针一夜。明早，取针。如有效，请给我电话联系。如无效，不要联系了。第二天，一上班，杨某就打电话到余办公室。说其妻，热已退，肿胀疼痛减少，也有食欲了。要余无论如何再来看一看。余下午去，又在左上2补一针。同时，西药治疗停掉，让杨某到郊外采鲜蒲公英，一次用近一斤煮汤给其妻喝，连喝3天。

三天后，杨某来电话，其妻愈。

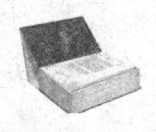

案十三：按摩治腹痛

腹痛每个人都得过，可由各种原因引起。其治法也各不同，吃药、打针、吊水、针灸等都能治。余讲一个最简单而实用的办法——按摩。

余小时候经常因为贪吃而闹肚子，腹痛是常事。祖父经常扎余足三里，揉余的肚子，一般放两个屁也就好了。

今年正月十六晚，余同学请吃饭，因中午已喝过一场，故推辞。但余同学非拉着上街吃饭，无法，提出不喝酒，只喝稀饭。谁知走了两条街也没有卖稀饭的。只好上了拉面馆，吃碗炒面。谁知面太咸。吃过口渴得很。在街上又没有卖热茶的，故买了一瓶矿泉水，喝了三分之一，结果肚子痛得要命。回家后就腹泻。第二天腹痛腹泻照旧，余无奈，吃了两粒氟哌酸。结果腹泻不见了，但连续三天腹痛照旧。而且痛无定时。余懒，不想针灸吃中药。但在夜里3点多时，腹痛实在受不住，从小腹到中脘都痛，而且臭屁不断。

自诊：脾胃虚弱，气血运行失调。

余忽想幼时祖父所治。因懒，故针灸免了，只按摩。

治疗：用右手轻按神阙，以此为中心，顺时针按摩200下，使皮下有发热感为度。按摩到150次时，只觉得腹内有股热流在动，感觉不痛了。第二天，又按摩两次，愈。

一周后，余岳父也因受凉而腹痛三天，其到医院治疗未果。余知，告其法，自己按摩也愈。

实践证明，有些土办法，在没有医疗条件的情况下，往往能起到意想不到的效果。故余治病，最先考虑的都是最容易接受的土办法。

案十四：火柴灸治愈大头瘟

灯火灸法，是最古老的灸法。古人常用灯心草、棉线蘸油点火对角孙穴实施灸法治疗大头瘟。近人现用少也。20世纪70年代余曾用火柴灸为主治愈一例大头瘟。

1975年春，余正值初三年级。邻居魏某的9岁儿子得了大头瘟。当时医疗条件差，一般的疾病大家都自己找些验方和单方自行治疗，少上医院。余懂点医，经常有人请。魏某知余会医，问治法。余告知能治。

诊断：孩子两天前忽感憎寒发热，右脸腮腺红肿，伴咽喉疼痛，口渴引饮，烦躁不安，颈淋巴结肿大。舌赤苔黄，脉数实。余初步诊断为大头瘟（急性腮腺炎）。

治疗：灯火灸法。用火柴擦着对准患者右脸角孙穴（耳尖上方发际处，折屈耳郭取穴），待火焰稍变大，迅速垂直地接触穴位皮肤，用拇指按灭，此时接触处爆出啪声，火焰亦随之熄灭。可灸1~3次。穴位处出现绿豆大灼伤。同时，少商、商阳穴放血。针合谷、颊车、翳风（泻）。本想找一蟾蜍，去皮贴在右脸患处。但其父及孩子嫌难看未用。故将一炭墨块放入蟾蜍肚里，用黄泥包着放炉子边烤一夜。然后取出炭墨用醋磨墨，再放些冰片。用毛笔蘸墨汁涂在患处。同时，煮些蒲公英汤喝。

第二天，患者热退，症状减轻。墨继续涂。蒲公英汤喝。少商、商阳穴放血。

第三天，见好，火柴再灸患者右脸角孙穴。其余照旧。

第五天，再灸一次，墨继续涂。蒲公英汤喝。

……

第七天，愈。

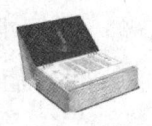

案十五：土电针派上大用途

作为一个针灸医生，在治病时，长时间行针，会引起滞针；如手法运用不当，易引起病人晕针。在此时用电针治疗最适宜。故电针是必须配备的。凡用针灸治疗有效的病症均可用电针治疗。其中对癫痫、神经官能症、神经痛、神经麻痹、脑血管意外后遗症、小儿麻痹后遗症、胃肠疾病、心绞痛、高血压病及各种痛证等疗效较好。每个针灸医生都想配备一个电针设备。但对于我们业余针灸者来说，不可能随身配备电针。而且其价格较贵！但活人不能让尿憋死！只有自己想办法了。

余1973年在治自己的关节炎时，自制土电针派上大用途。不仅治愈了自己的关节炎。而且在以后的年月里，用土电针治愈了岳母的肩周炎、外祖父的腰腿痛等疾病。实践证明，有些土办法能够派上大用处。

土电针制法：材料为一个电池（一号最好）、两根铜丝。将一根铜丝拴在针柄上，另一根铜丝拴在针体上。两手将两根铜丝另一端分别放在电池两极上。在治疗时，用一手不断按擦负极，针过电后不断地跳动，就起到治疗作用。

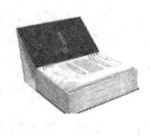

案十六：狙击间日疟

1985年8月，余回老家探亲，余婶子得了疟疾已多天。祖父年事已高，已不能动针。让余代为治疗。余知道祖父是怕余参加工作后，丢掉了家传医道。是在试余。故欣然应之。

婶子自诉：五天前，晚上9时以后突然发冷，冷后发热，体温高达39℃，过1个多小时后，不经服药而汗出热退。祖父疑其得了疟疾，让其去乡卫生院验血。确认为疟疾。吃奎宁后，好了两天。但前天又犯。

诊断：疟邪侵于少阳，间日发作，止作有时，先疲倦，继而寒战，腰脊俱痛，寒去则内外皆热，头痛面红，渴欲饮冷，苔白滑，脉弦数，后汗出，热退身凉而似无病。并有乡卫生院检验单。间日疟。

治则：清热散寒，疏解少阳。

取穴：大椎、陶道、间使、后溪、疟门。在发作2小时前针。先补后泻。每隔10分钟，行针1次。留针3小时。同时，取新鲜马鞭草一大把（3两左右），煎服。于发作前4小时、2小时各服1次，连服4日。当天未犯病。

第二天再针一次。未发作。

第三天余回单位，嘱其继续服马鞭草。

第五天电话联系，婶子告知已愈。

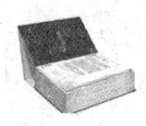

案十七：隔蒜灸治愈颈痈（蜂窝织炎）

1974年夏，余后院邻居李老伯得颈痈。因李老伯曾教过余珠算，故余对其感情很深。其得病，余很关心。其初起时，余要给其治疗，李老伯认为余年幼，不让治。其经过3个月治疗，终无效果，后越来越重，由多发性毛囊炎演变成蜂窝织炎。整个后颈项部肿赤，灼热疼痛加剧，形成大面积溃脓灶。其无奈，最终死马当作活马医，答应让余一试。

诊断：颈项部肿赤，灼热疼痛，破溃流脓形成溃脓，面积有掌心大。且时常有寒热往来，头项痛等症状。颈痈（蜂窝织炎）。

治疗：疏风，清热，消肿。

治法：隔蒜灸。用石臼将5头去皮鲜大蒜砸碎备用。先将颈项部用盐水洗净疮面。放一层纱布于疮面上。将大蒜碎汁均匀铺在纱布上，厚1cm左右。然后，用艾条灸蒜面，半小时左右将蒜面灸干。灸后，将干蒜清除，外用金黄散围箍（李老伯在余未治疗前一直用其外箍，为证明隔蒜灸疗效，故继续外用）。同时，喝绿豆汤，以防毒火攻心脑。在治疗期间饮食以清淡为主，不吃辛辣刺激性的食物。

头两天，溃疡面灼热疼痛，但灸后很舒服。三天后溃疡面有所缩小。灸的过程为：疼痛——痒——舒服。从第五天开始，艾灸改为红外线灯烤。

半个月后痊愈。

余治疗疔、疮、痈，多以隔蒜灸治之。但对颈痈（蜂窝织炎），这还是第一次。通过这次治疗，以后的年月里，再碰到此症，都能够灵活应对。

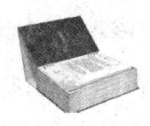

案十八：点按治腿抽筋

近期论坛上有新发治腿抽筋的帖子。余感觉有些麻烦。故想谈一下余治疗腿抽筋的方法。

去年秋，余上菜地的路上，突然右腿抽筋，随即歪倒路边。右腿筋抽着痛，整个腿不能动。余坐在路边，点按几个穴位，5分钟疼痛缓解，10分钟症状消失。3天后，晚上睡眠时又犯了，余又使用同样的方法治愈。后经骨密度检查，诊断为缺钙。经补钙后，再也没有发生过。余用同样办法治疗过多例，均能够在10分钟内解决问题。当然了，如果用针效果更好！

治疗方法：左手拇指掐按承山穴，右手示指点按阳陵泉。手法要重。一般10分钟之内即可解决问题。

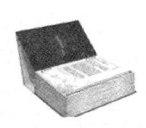

案十九：刺血疗法治疗腰扭伤

最近在董版的帖子上谈了一些用刺血疗法治疗腰扭伤的问题。一些网友通过不同途径进行咨询。余认为有必要发帖详细说明一下。

急性腰扭伤治疗方法很多，如针人中、印堂、后溪、睛明、攒竹、昆仑、委中等都可以治疗。但委中放血治疗腰扭伤，只适应体质比较好的患者，特别适应体力劳动的患者。对有慢性病及体质弱的患者禁用。

操作方法：患者双手扶墙或桌椅，双腿绷直。用医用皮筋扎紧腿弯上方，使委中处血管程怒张状态。然后用中号三棱针（根据病人血管大小来选择合适的三棱针针具）对准委中处血管快进快出。出血量100ml左右。患者身体好、病重者可多出些；患者身体差、病轻者可少出些。可根据患者情况刺单穴或双穴。

张某，男，30岁。农民。1985年6月来余师诊所就诊。自诉昨天扭伤腰部，今天由亲戚用板车拉来治疗。因余师诊所病人太多，师傅忙不过来。故让余代为治疗。余检查患者，腰脊椎没有扭伤，只是肌肉拉伤。看其身体强壮，适宜放血治疗。在征得患者同意后，实施委中刺血疗法，取双穴，出血量约150ml。一次愈。

[刘华（huamin）]